汉竹 主编·亲亲乐读系列

图解人体·神奇的身体

曾少鹏 副主编

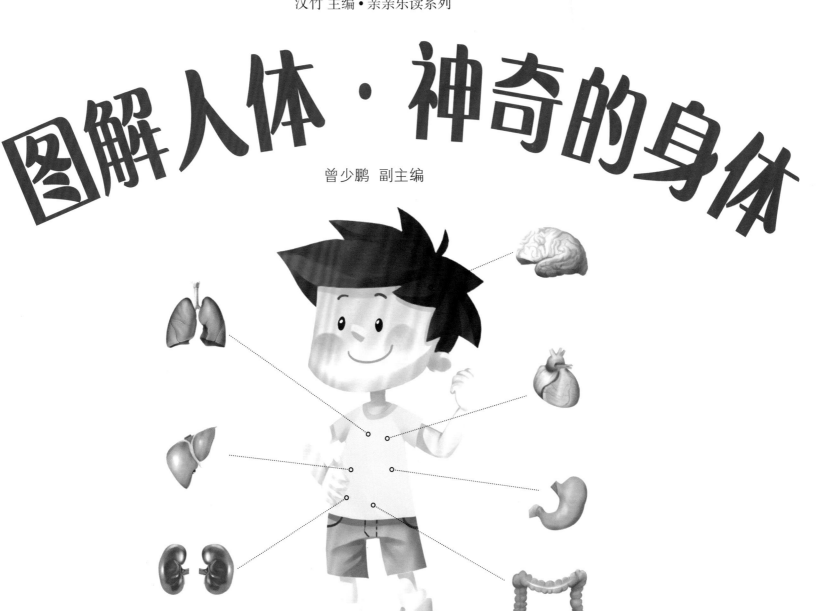

江苏凤凰科学技术出版社·南京

图书在版编目（CIP）数据

图解人体·神奇的身体 / 汉竹主编 . — 南京：江苏凤凰科学技术出版社，
2023.08
ISBN 978-7-5713-3636-3

Ⅰ.①图… Ⅱ.①汉… Ⅲ.①人体 - 图解 Ⅳ.① R32-64

中国国家版本馆 CIP 数据核字 (2023) 第 116263 号

中国健康生活图书实力品牌

图解人体·神奇的身体

主　　　编	汉　竹
全书设计	汉　竹
责任编辑	刘玉锋　赵　呈
特邀编辑	李佳昕　张　欢
责任校对	仲　敏
责任监制	刘文洋

出版发行	江苏凤凰科学技术出版社
出版社地址	南京市湖南路 1 号 A 楼，邮编：210009
出版社网址	http：//www.pspress.cn
印　　　刷	苏州工业园区美柯乐制版印务有限责任公司

开　　　本	787 mm × 1 092 mm　1/12
印　　　张	13
字　　　数	260 000
版　　　次	2023 年 8 月第 1 版
印　　　次	2023 年 8 月第 1 次印刷

标 准 书 号	ISBN 978-7-5713-3636-3
定　　　价	59.80 元

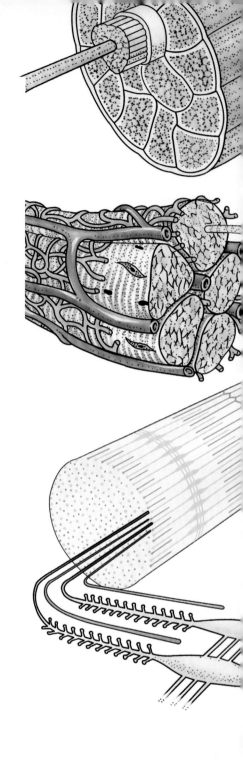

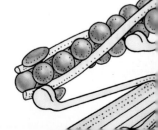

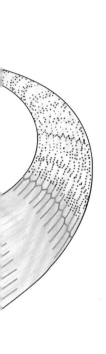

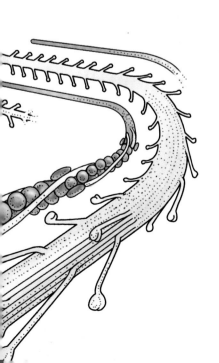

编辑导读

为什么要让孩子认识自己的身体？

因为每个人的身体都很神奇，藏着各种各样的秘密，吸引着对一切都充满好奇的孩子们；

只有认识自己的身体，孩子才会知道：为什么眼睛能看见东西，睡觉的时候为什么会做梦，自己是怎么来到这个世界的……

只有认识自己的身体，了解自己的身体器官，才会在肚子痛、牙齿痛、头痛等不适的时候准确地告诉爸爸妈妈自己的情况；

只有认识自己的身体，才会知道细菌、病毒的可怕，才会明白培养卫生习惯的重要性；

只有认识自己的身体，才会知道身体的有些部位是别人不能轻易触碰的，可以早早养成自我保护的意识。

于是，我们带来了这本《图解人体·神奇的身体》！

在这本书里，我们用适合孩子阅读的语言，从头到脚、从里到外、从出生到成长，把身体的秘密讲得既科学又有趣，配合精细的插图、人体与数字的奇妙联系等，让孩子在阅读的过程中既增长了知识，又启发了想象力，在感受身体神奇的同时，也培养出科学探索的意识！

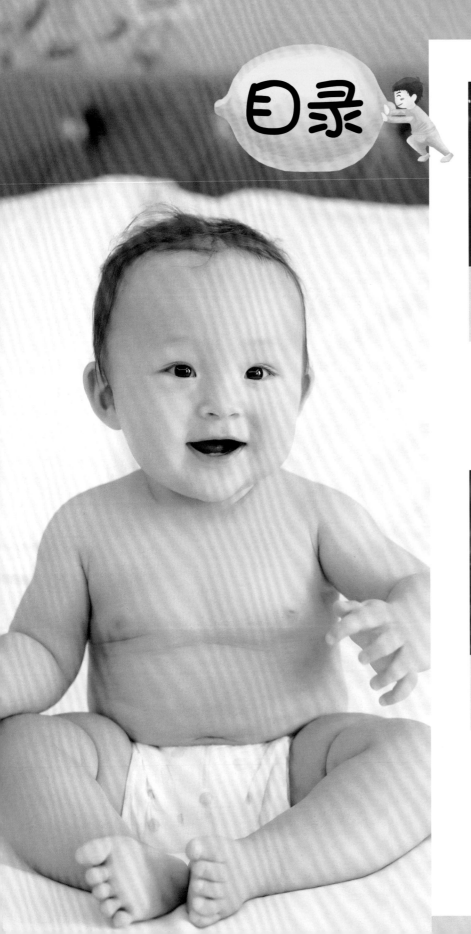

目录

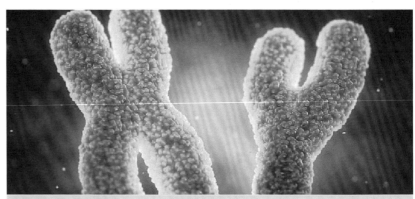

第一章
生命的开始

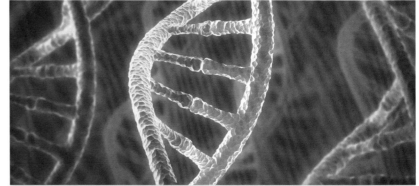

第二章
我们的身体由什么组成

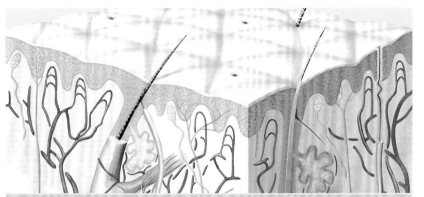

第三章
身体表面的保护屏障

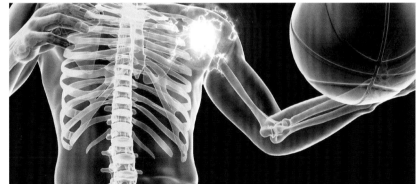

第四章
运动系统：是什么让身体动起来的

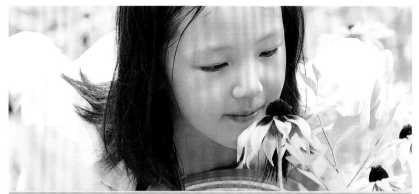

第五章
我们如何感知世界

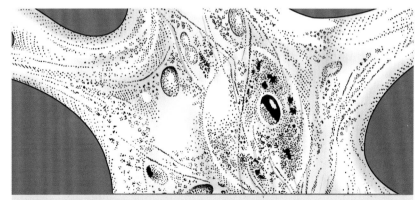

第六章
神经系统：控制我们的身体

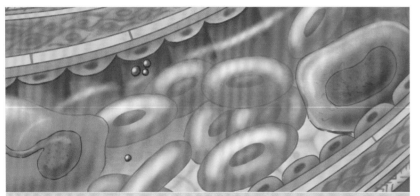

第七章
循环系统：让血液流通起来

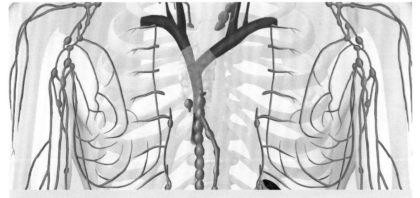

第八章
免疫系统：身体的安全卫士

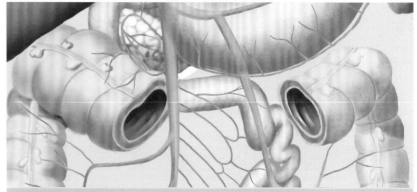

第九章
消化系统：身体的食物通道

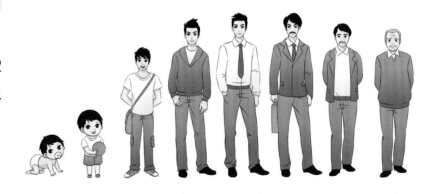

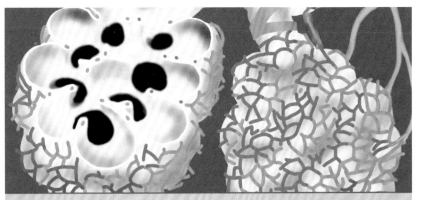

第十章
呼吸系统：帮助身体进行气体交换

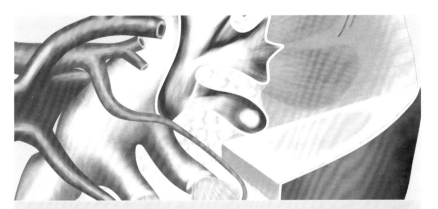

第十一章
泌尿系统：身体的排泄通道

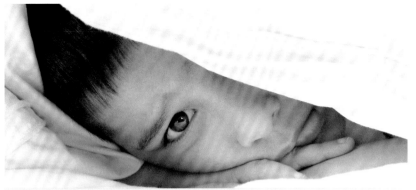

第十二章
慢慢地长成大人

附录

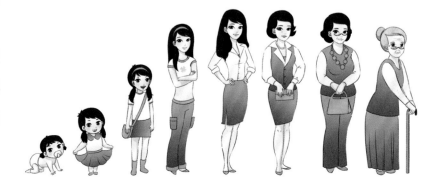

第一章
生命的开始

"妈妈,我是从哪里来的?"相信你一定这样问过你的妈妈,你还记得当时妈妈是怎么回答你的吗?

说你是一粒小种子,然后在妈妈肚子里发了芽;还是说你是上天送给妈妈最宝贵的礼物……无论哪种答案,都代表了妈妈对你的爱。

对,你就是"爱"的产物,这一章会告诉你,生命最初是如何开始的。

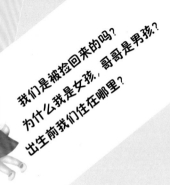

我们是被捡回来的吗?

为什么我是女孩,哥哥是男孩?

出生前我们住在哪里?

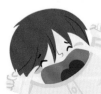

在妈妈肚子里,我们吃东西吗?吃什么呀?

在妈妈肚子里时就能听到外面的声音了吗?

在妈妈肚子里和她打招呼,她会知道吗?

为什么妈妈说我刚出生时是个"丑宝宝"?

肚子上的小肚脐是怎么来的?

为什么刚出生的时候宝宝都会哇哇大哭?

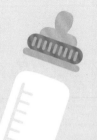

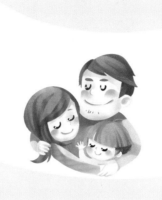

妈妈，我是从哪里来的

爸爸的精子 + 妈妈的卵子 = 小小的你

你知道吗？人的生命形成是很神奇的，它是由爸爸和妈妈共同完成的，妈妈体内含有的卵子和爸爸体内的精子相遇以后，就产生了小生命。也就是说，爸爸的精子和妈妈的卵子相遇后，便有了你。

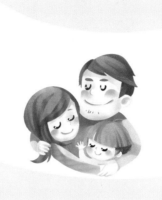

精子由爸爸提供

爸爸的身体里有一个小房子，叫睾丸，里面藏着许多个头很小，游泳很快的小家伙，它们的名字叫精子。其是人体内较小的细胞之一，大概只有 60 微米长，就像一个个小蝌蚪，长着椭球形的脑袋和细长的小尾巴。

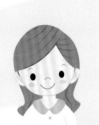

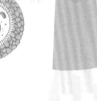

卵子由妈妈提供

妈妈的体内也有个小房子，叫卵巢，里面藏着很多很多的卵子，每个月都会挑选一个又大又圆的卵子，把它排出卵巢。这枚优秀的卵子会在输卵管里等待和爸爸的精子见面，只有最优质的精子才会被卵子选上哦。

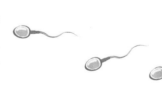

小小的你诞生了

精子和卵子相遇了，彼此都很喜欢对方，于是它们结合在一起，形成了受精卵，这个圆圆的小球就是你最初的模样。小球还会不断分裂，从一个小球变成无数个小球，在这个过程中，它们会马不停蹄地向前跑，去寻找一个可以住下来的"家"。

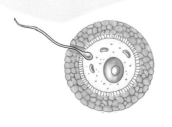

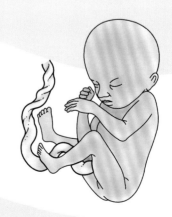

你在妈妈肚子里的生活

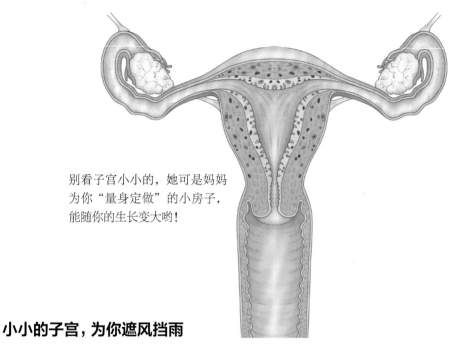

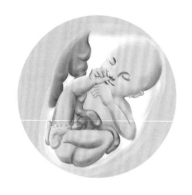

别看子宫小小的，她可是妈妈为你"量身定做"的小房子，能随你的生长变大哟！

小小的子宫，为你遮风挡雨

妈妈的子宫就是你第一个家，在这里，你将从一个小小的受精卵长成一个有手有脚能活动的胎宝宝。你知道吗，在你还没住进来时，妈妈的子宫大约只有一个成年人拳头那么大，但随着你慢慢变大，它也会慢慢变大，等你快出来时，它已经和一个成熟的西瓜差不多大了。

暖洋洋的"游泳池"

妈妈的子宫里充满了清亮的液体，这液体叫羊水。它暖洋洋的，你可以舒舒服服地泡在里面，一点儿也不用担心被磕着碰着。不仅如此，羊水还能保护你不被细菌打扰，呵护你健健康康地长大噢！

在妈妈肚子里也会吃饭吗？

妈妈担心你在她的肚子里会饿着，又担心你会透不过来气，所以她会通过一根管子为你输送营养和氧气，这根管子叫脐带。它有的长，有的短，有的粗，有的细，有的还像电话线一样弯弯曲曲的。

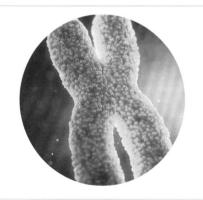

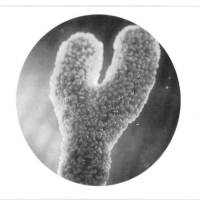

你会是男孩还是女孩呢？

知道为什么有的小朋友是男孩，有的是女孩吗？其实，这是由爸爸精子内的染色体来决定的。来自妈妈的卵子中的性染色体为 X 染色体，如果来自爸爸的精子中的性染色体也是 X 染色体，那你就是女孩；如果爸爸提供的是 Y 染色体，那么你就是男孩。

在妈妈肚子里住上 280 天左右，你终于可以出来和大家见面了。

你的身体有 23 对染色体，其中 1 对性染色体将决定你是男孩还是女孩。

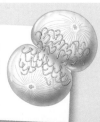

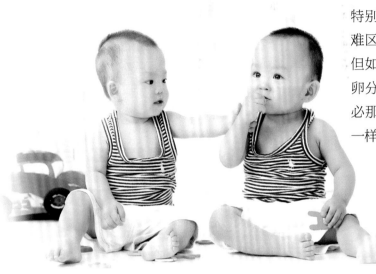

双胞胎宝宝也有长得不一样的，因为他们可能是由两枚"种子"发育而来的！

双胞胎都长得一样吗？

都说双胞胎长得很像，确实有一部分双胞胎是这样的，如果是由同一个受精卵分裂而来的，他们性别相同，在长相等方面也特别相像，以至于爸爸妈妈都很难区分他们，这就是同卵双胞胎。但如果一对双胞胎是由两个受精卵分别发育形成的话，他们就未必那么相像了，性别也有可能不一样，这是异卵双胞胎。

为什么我没有双胞胎兄弟姐妹？

有的妈妈肚子里会生出两个小宝宝，但自然状态下，双胞胎的出生率较低，大多数妈妈只会生出一个宝宝。这是为什么呢？我怎么没有双胞胎兄弟姐妹呢？这是因为不是所有妈妈都会遇到下面两种情况。第一，妈妈排出一个卵细胞，和爸爸的精子结合成受精卵后，又一分为二形成两个受精卵；还有一种情况是妈妈同时排出了两个卵细胞，它们分别与不同的精子结合，这样也能形成两个受精卵。双胞胎就是从这两个受精卵开始的。

我们和小鸡都是从蛋壳里出来的吗？

通常情况下，出生之前，你会在妈妈的肚子里待上 37~42 周，妈妈负责你的"吃喝"，你负责长大，然后你会从妈妈的肚子里钻出来，所以你被叫作胎生动物，大猩猩、鲸鱼、老虎、狮子等出生方式都和你一样。小鸡却不一样，鸡妈妈受精后，体内的受精卵会变成一个蛋，小鸡的营养都来自这枚蛋的蛋黄，鸡妈妈把蛋生出来，然后孵上一段时间，小鸡就会破壳而出了，所以小鸡被叫作卵生动物。出生方式和小鸡一样的还有各种鸟、乌龟、蛇等。

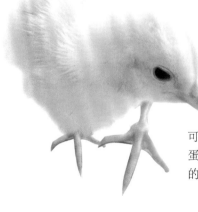

可爱的小鸡是卵生动物，是从蛋里孵化出来的，我们是胎生的，跟它们可不一样。

在妈妈肚子里过完 8 周，你慢慢开始有人形了。

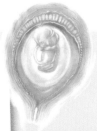

在妈妈肚子里的你也是有心跳的，正常为 120~160 次 / 分。

每个月都不一样，因为你在努力长大

第 1 个月 在妈妈的肚子安家

爸爸的精子和妈妈的卵子幸福地结合了，然后就有了幸运的你。你努力地朝妈妈子宫的方向游过去，因为那里就是你第一个"家"，相信我，你一定会很喜欢这个"家"。接下来的日子里，让我们一起期待你的变化吧。

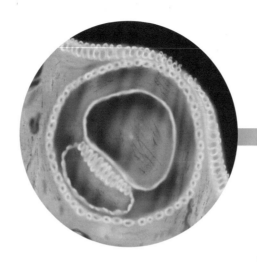

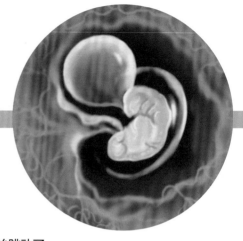

第 2 个月 小心脏开始跳动了

一开始你看起来就像个小蝌蚪，慢慢地尾巴就消失了，头部开始形成了，小心脏也开始跳动了。到本月末，你的手脚看上去就像两支可爱的小短桨，在暖暖的羊水里开始游来游去，好不快活。

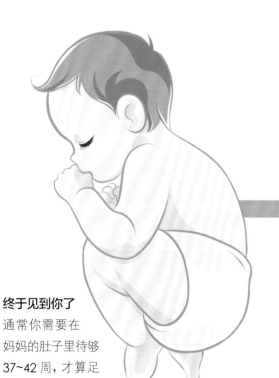

终于见到你了

通常你需要在妈妈的肚子里待够37~42 周，才算足月健康的宝宝，可别出来得太早！

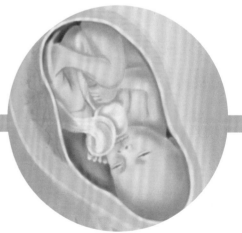

第 10 个月 准备见面

你做好了"搬家"的准备，现在的你其实跟新生儿没太大不同了，所有人都在等着和你的第一次见面呢！

第 9 个月 随时待命，准备出生

妈妈肚子里的小房子已经被你塞得满满的，你的表情越来越丰富，打哈欠、揉鼻子，各种挤眉弄眼，现在的你开始为出生做准备了。

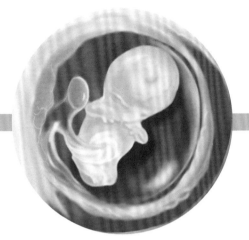

第 3 个月 像个小大人了

小短桨已经完全成形了，你可以开始手舞足蹈了。经过 10 周的努力，你的身长和体重都增加了 1 倍，而且重要的器官都已经发育完全了，你已经像个小大人了。

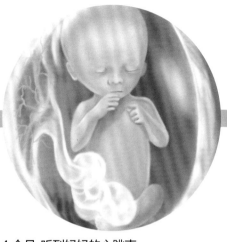

第 4 个月 听到妈妈的心跳声

虽然耳朵还没有发育完全，不过慢慢地，你会听到来自妈妈的心跳声，扑通扑通的，会让你感觉特别安心。

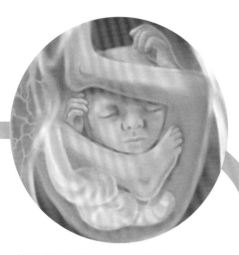

第 5 个月 翻滚跳跃，你全都会

听到声音后，你会变得特别活泼，高兴得手舞足蹈，妈妈能真实地感觉到你在动哦。不仅如此，现在的你可以从妈妈的羊水中吸收营养了，这意味着你会长得更迅速了！

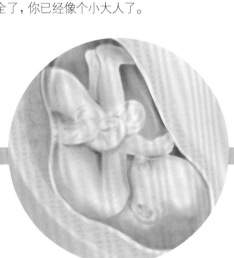

第 8 个月 变得越来越聪明

这个时候的你可聪明了，会呼吸，会吮吸手指头，还会做 360° 的大转身。而且，你还能思考，会记忆，如果爸爸妈妈和你多做游戏，你会更加聪明的。不过，随着你越来越大，妈妈就会越来越辛苦了。

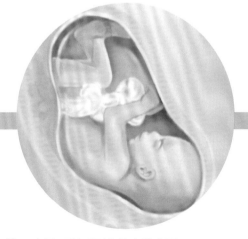

第 7 个月 可以听到你的心跳声了

如果趴在妈妈的肚子上仔细听，就能听到你的心跳声了，要是和你说上一点悄悄话，还能感受到你在回应我们呢。而且，现在的你长得胖胖的，妈妈的小房子对你来说有点狭窄了。

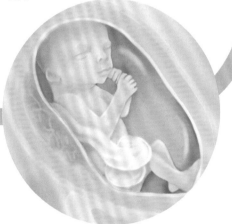

第 6 个月 很快就能变成漂亮小娃娃

骨骼变得越来越结实，头发、眉毛、睫毛也都清晰可见，皮肤虽然皱皱的、红红的，像个小老头，不过都是暂时的，随着皮下脂肪逐渐堆积起来，你很快就能变成一个漂亮的小娃娃了。

终于要和爸爸妈妈见面了

刚出生的你会是什么样呢

预产期到了，全家人都在盼望着和你见面。这个时候，妈妈不光满怀期待，而且还很紧张，你要和妈妈配合好，顺利地从妈妈的肚子里钻出来哦！

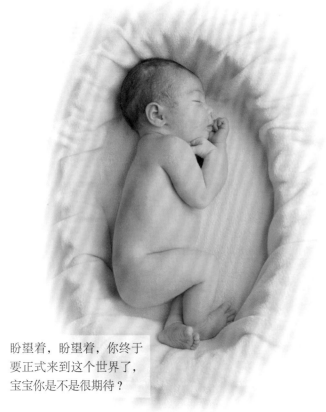

盼望着，盼望着，你终于要正式来到这个世界了，宝宝你是不是很期待？

你将会怎么出来呢？

妈妈的身体下面有 3 个洞洞，一个用来拉便便，一个用来排尿尿，还有一个洞洞功劳可大了，你就是从这个洞口钻出来的。为了让你顺利地出来，妈妈在这个过程中会特别辛苦，所以一定要好好爱妈妈哦！

妈妈肚子上多了一道"拉链"

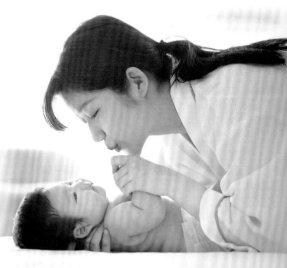

到了你该出来的时候了，可是因为各种各样的原因，你就是不愿意主动钻出来。因为担心你会有危险，所以医生会在妈妈肚子上开一道"拉链"，把你从里面抱出来之后，再把"拉链"合上。

摸摸你的小肚脐

还记得在妈妈肚子里，妈妈是通过一根长长的脐带给你提供营养的吗？你出生后，这根脐带就完成任务了，医生会把它剪掉，然后剩下的部分越缩越小，最后就长成了你的小肚脐。

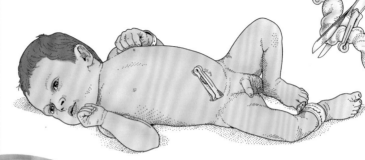

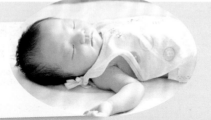

刚出生的你体重大概有 3.5 千克，排完胎便后的 3~5 天你可能会"变瘦"。

宝宝通常出生后就会睁开眼睛，但太远或太近的物体都看不清，只能看到模糊的影子。

第一次排便便

出生后 6~12 小时，你开始排出人生中的第一泡便便，这是你从妈妈肚子里带出来的，它黏糊糊的，还是奇怪的墨绿色，像石油一样，但是它一点儿都不臭。

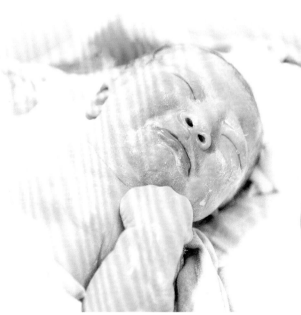

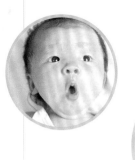

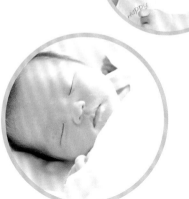

皱巴巴的小人儿

出生之前，你一直泡在妈妈肚子里的羊水中，出生后猛然进入空气中，皮肤还没来得及适应，所以会出现发皱的现象，这让你看起来像个皱巴巴的"小老头"。妈妈不要"嫌弃"这个丑宝宝哦，养着养着皮肤就变得白白嫩嫩了。

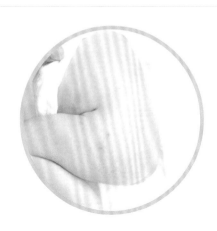

屁股怎么青了一块?

有的宝宝出生后，皮肤上会出现一片青色，有的在背上，有的在胳膊上，更多的会出现在屁股上，而且大小不一、形状千奇百怪。不要担心，这种叫"胎记"的青色胎记大多数都会随着你的长大而逐渐消失。

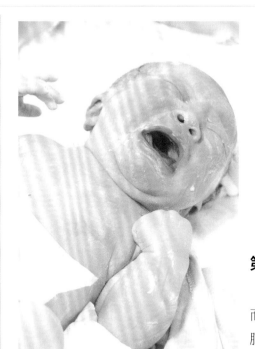

第一声啼哭

出生后，所有人都在等待你的第一声哭声，而且越响亮，大家越开心，因为这代表你小小的肺部开始工作了。接下来，医生会帮你清理嘴巴和鼻子，让你可以畅通地呼吸。

出生后 5~6 周，你会认真地看着妈妈的脸，并对她微笑。

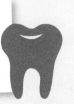
出生后的第 4 个月，你可能就要开始长乳牙了，一般到你 3 岁时就能长齐第一副牙。

第二章
我们的身体由什么组成

小小的身体就像一个大大的宇宙，蕴藏了好多好多的秘密。从小的角度看，我们的身体里活跃着 40 万亿~60 万亿个细胞；从大的角度看，身体的九大系统每时每刻都在勤奋地工作，让我们健健康康地成长着。

从这一章开始，让我们一起慢慢步入神奇的人体世界吧。

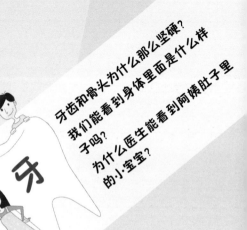

牙齿和骨头为什么那么坚硬？

我们能看到身体里面是什么样子吗？

为什么医生能看到阿姨肚子里的小宝宝？

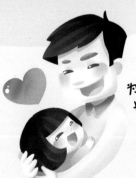

为什么我和妈妈长得那么像？

动物园里的猴子、猩猩怎么和人长得那么像？

为什么狗妈妈生不出小猫咪？

为什么男孩长得像妈妈，女孩长得像爸爸？

为什么爷爷的皮肤皱皱的？

喝进身体的水都去哪里了？

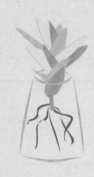

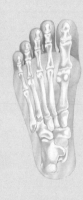

小小的身体有多不可思议

长城有 21 196.18 千米那么长，珠穆朗玛峰有 8 848.86 米那么高，和它们相比，人类是不是特别渺小？如果我告诉你，从某个角度讲，我们的身体比它们都要壮观，是不是有点不可思议？

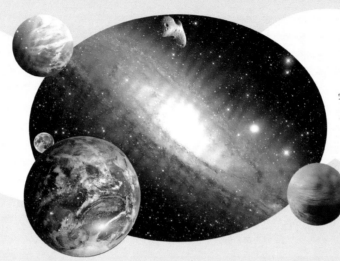

宇宙里有无数个星星，你的身体也是由无数个细胞组成的。

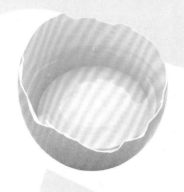

细胞是什么呢？你可以把看不见的细胞想象成一个蛋，最外面的壳叫细胞膜，最里面的蛋黄是细胞核，而在这两者中间，黏糊糊的那个蛋清就好比细胞质。

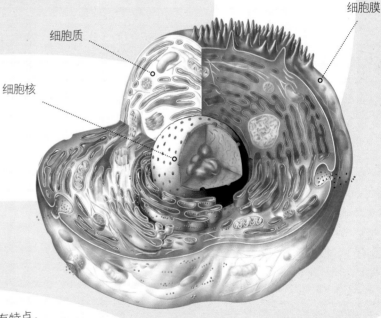

细胞质

细胞核

细胞膜

细胞也不是完全一样的，它们各有特点，功能也不同。神经细胞有长轴突，可传递神经信号；白细胞有柔韧性，可以在毛细血管中穿梭；精子有尾巴，可以快速移动到生殖管道。

你的生命将从小小的细胞开始

人体最小的组成部分

　　细胞是我们人体构造中最小的生命单元，如果把人的身体比成一栋房子，那么细胞就是建房子所需要的一块块砖。只不过，它数量惊人，而且形状多种多样，有球形、正方形、柱形等。

一个成年人体内有 40 万亿~60 万亿个细胞，它们有各自的工作

小细胞如何变成了你?

　　身体里的细胞一边工作一边找朋友，如果碰到做着同样工作的，它们就自发地聚集在一起，然后就形成了皮肤、肌肉、血液这些组织；不同的组织和组织之间接着找朋友，慢慢地，有默契的组织就形成了器官，比如，帮我们呼吸的肺，帮我们消化食物的胃等。器官之间分工明确，又紧密合作，维持身体正常运行。

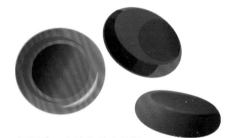

红细胞：血液为什么是红的？跟它有关系！它负责在体内运输氧气。

你知道吗?

细胞也会生病

如果细胞没有"吃"饱，营养不良了，或者细胞被细菌或病毒入侵了，在这些情况下，细胞就会生病。细胞生病可不是小事，我们的身体可能也会跟着生病。

寿命最短和最长的细胞

在我们体内，每分钟会有上亿个细胞死去。一批细胞死去，另一批细胞接班。血液中的白细胞有的只能活几个小时；神经细胞不可再生，但不用担心，它们的寿命很长，会陪伴我们一生！

人体中最大和最小的细胞

各种细胞的平均直径各不相同；最大的细胞是妈妈体内的卵细胞，直径在 100 微米以上；最小的是血液里的血小板，平均直径只有约 2 微米。

血小板：它是一种血细胞，当身体受伤流血了，血小板会成群结队地冲上来帮我们止血。

 细胞第一次被发现是在 1665 年，是由英国科学家罗伯特 · 虎克通过自制的显微镜发现的。

  在显微镜下看细胞，它们就像一个个小房间，小房间里满满当当的，有细胞核、细胞质、线粒体等。

心肌细胞：它们是人体内的"劳模"，不停工作维持血液循环。

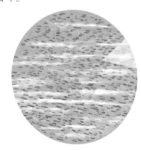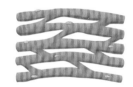

白细胞：血液中的"战士"，负责与各种细菌、病毒作斗争。

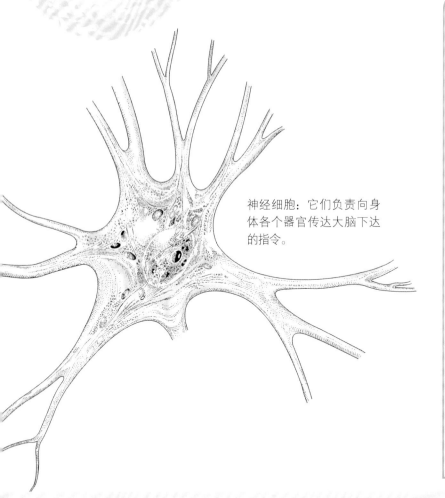

神经细胞：它们负责向身体各个器官传达大脑下达的指令。

不小心擦伤了，看看细胞有多努力

你每天跑跑跳跳地玩耍，一不小心就会摔跤，然后就受伤流血了。妈妈肯定特别担心，但你知道吗，在你的身体里，有一群细胞比妈妈更着急。

血管：流血了，受伤的血管赶紧收缩，好让血流得慢一点。

白细胞：皮肤有伤口了，细菌们迫不及待地想跑进身体里，白细胞们赶紧奔赴伤口现场，和这些细菌展开战斗。

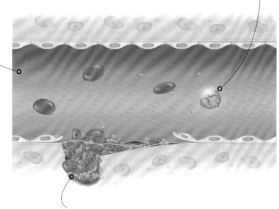

血小板：血小板们这时也带着血液凝固因子匆忙赶来，争分夺秒地修补伤口。

 每个人体细胞核都含有 46 条染色体。

 鸵鸟的卵细胞大概有 15 厘米长，是陆地生物里最大的细胞，足足是人类卵细胞的 1000 倍左右呢。

神奇的 DNA：找到你和父母长得像的秘密

打开你的"身体说明书"瞧一瞧

"这孩子长着大眼睛，随他妈了""这孩子怎么那么倔，跟他爸小时候一个样"……这些话听着是不是很耳熟啊？你想不想知道，为什么自己和爸爸妈妈那么像呢？

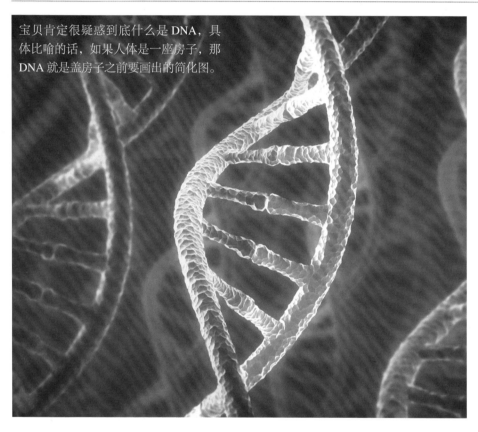

宝贝肯定很疑惑到底什么是 DNA，具体比喻的话，如果人体是一座房子，那 DNA 就是盖房子之前要画出的简化图。

DNA 是什么？

当你还是一枚小小的受精卵时，你的长相、性格其实都已经被一个叫 DNA 的物质影响了。它携带着爸爸妈妈的信息，通过染色体进入受精卵中，影响你成为一个什么样的小孩。

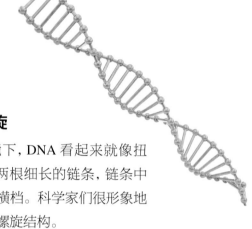

奇特的双螺旋

在显微镜下，DNA 看起来就像扭曲的梯子，有两根细长的链条，链条中间是一道道的横档。科学家们很形象地将它命名为双螺旋结构。

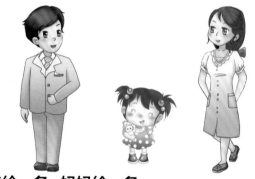

爸爸给一条，妈妈给一条

人体细胞（除生殖细胞外）中有 23 对染色体。其中一组染色体来自妈妈的卵子，另一组染色体来自爸爸的精子，DNA 就藏在染色体之中，它们分别带着爸爸妈妈的一些特征信息。

1 条 DNA 分子链构成 1 个染色体，其上约有 1 000 个基因。

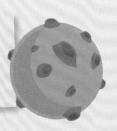

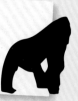

人类和黑猩猩为什么有相像的地方？因为他们编码基因的相似度在 98% 以上。

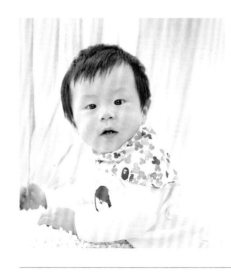

爸爸妈妈给我们传递了什么信息？

通常来说，是不是双眼皮、发量是多还是少、肤色白不白、胖或瘦等都有可能是爸爸妈妈送给你的礼物。另外，你的性格、爱好也可能有与爸爸妈妈相似的地方。

男孩像妈妈，女孩像爸爸？

人体内有 23 对（46 条）染色体，其中一对性染色体决定了你是男孩还是女孩。男孩有一条 Y 染色体和一条 X 染色体，由于来自爸爸的 Y 染色体包含的遗传信息比较少，所以来自妈妈的 X 染色体对男孩的影响会比较大。女孩有两条 X 染色体，分别来自爸爸妈妈，所以接收到的遗传信息会比较平均。因此，男孩像妈妈，女孩像爸爸是有一定的道理的，但不绝对。

为什么小狗生不出小猫？

孩子接受的是来自爸爸妈妈的遗传信息，所以只会像自己的爸爸妈妈。这下你就明白为什么小狗生不出小猫，小猫也生不出小狗了吧！

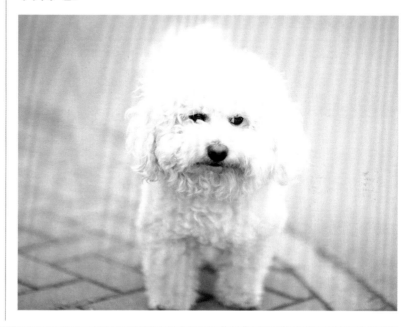

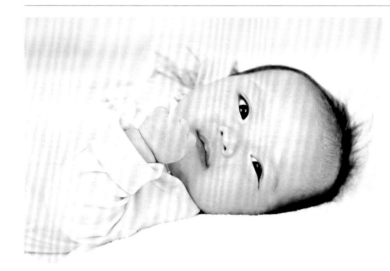

单眼皮？双眼皮？

我们已经知道了，无论是单眼皮还是双眼皮，都是爸爸妈妈的遗传。可你知道，其中是有规律的吗？如果爸爸妈妈都是单眼皮，那你肯定也是单眼皮，如果爸爸妈妈都是双眼皮或一个是单眼皮一个是双眼皮，那你也会有两种可能性：要么单眼皮，要么双眼皮。不确定的话，可以好好地观察一下爸爸妈妈和自己哦！

 爸爸妈妈传递遗传信息的过程有随机性，所以同样是他们的孩子，你和兄弟姐妹并不完全一样。

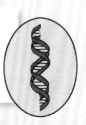

 随便拿起一根头发不一定能检测到 DNA，因为只有毛囊部分才储存了 DNA 信息。

水：为什么对我们如此重要

你身体的大部分都是水

水是生命之源，它在身体内参与了几乎所有的生命活动。一旦缺水，大脑会受损，血管会堵塞，皮肤会干燥，大便小便都排不出去。所以你看，水是不是很重要？

水在身体内的旅程

通过嘴巴，水最先来到你的食道，然后进入胃中，稍作停留后，进入肠道。在这个过程中，一部分水会被沿途各个器官吸收，还有一部分水会流入全身的血液中。最后，利用后的废水会携带着废弃物质以尿液、粪便、汗水等形式排出体外。

每天平均需饮水 1.5 升，以 75 岁计算饮水量约 4.1 万升

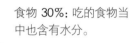

饮用水 60%：大部分进入身体的都是你喝的水。

水从哪里来

你知道吗？

为什么小宝宝水嫩嫩的？

小宝宝的皮肤特别嫩，老爷爷的皮肤却皱巴巴的，这是为什么呢？因为小宝宝和老爷爷身体内的含水量不一样，婴儿约有 80% 的含水量，成年人的含水量约为 70%，可到了老年，只有约 50% 的含水量。身体的含水量多，体现在皮肤上自然是水嫩嫩的。

每天该喝多少水？

天热时喝的水比天冷时喝得多，你的喝水量肯定不如爸爸妈妈多。4~6 岁的儿童每日所需饮水量约为 0.8 升，7~10 岁的儿童每日所需饮水量约为 1 升。

骆驼的驼峰里有水吗？

骆驼常年在沙漠里行走，水对它们很重要。有人说驼峰里储备的都是水，其实这个说法不对，驼峰里大部分都是脂肪。只不过，因为骆驼一次性能喝大量的水，所以它们能连续好几天不喝水。

食物 30%：吃的食物当中也含有水分。

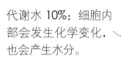

代谢水 10%：细胞内部会发生化学变化，也会产生水分。

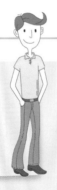
一般来说，爸爸身体内的含水量要比妈妈多。

身体内的水和海水味道一样，都是咸咸的。

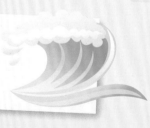

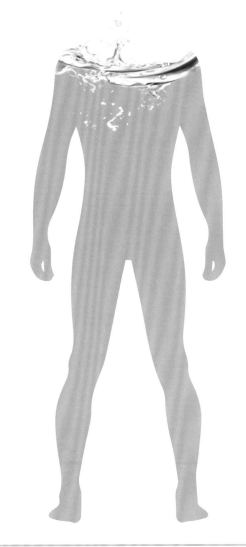

尿液 60%：大部分水都随着尿液排走了。

水要到哪里去

呼气 25%：肺里的水随着呼气被排出体外。

汗液 8%：水分在皮肤表面通过流汗的形式蒸发了。

粪便 4%：便便里也含有一部分水分。

其他低于 3%：眼泪、唾液等都含有一定的水分。

找一找水在体内的藏身处

一个成年人身体里，水的重量约占了体重的 70%，这么多的水分都躲在了哪里呢？

 脑 —— 含水量约为 **75%**

 心脏 —— 含水量约为 **80%**

 肝脏 —— 含水量约为 **68%**

 肾脏 —— 含水量约为 **83%**

 血液 —— 含水量约为 **83%**

 肌肉 —— 含水量约为 **76%**

 骨骼 —— 含水量约为 **22%**

 一旦身体缺水了，大脑会向你发出指令：赶紧喝水。

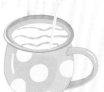 如果把肌肉和脂肪都挤一挤，从肌肉里挤出来的水会比脂肪多。

制造一个你，需要花多少"钱"

其实我们"贵"着呢

有这样一种说法，如果把人拍扁了，其实就是一张元素周期表，而且大多数都是极其普通常见的元素，所以我们一点儿都不值钱。真的是这样吗？

看看构成你的原材料

有研究表明，构建一个人需要 59 种元素，其中碳、氧、氢、氮、钙和磷这 6 种元素占了身体的 99.1%，剩下的几十种微量元素，如铜、碘、硒、铬、钾等虽然总质量微乎其微，但对人体的作用一样很重要。

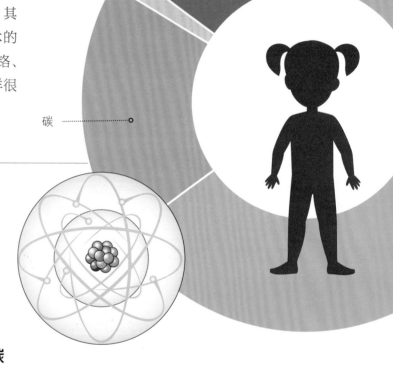

磷 几十种微量元素 氮 氢 钙 碳

占比最多的氧

氧在我们体内约占了 61%，你能想象，近 2/3 的你居然是由这种元素构成的吗？不过，氧不是单独存在的，它和氢在体内结合生成了水，构成了生命的基本物质。氧和氢的确是我们体内较为"廉价"的两种元素。不急，再去多认识几种元素。

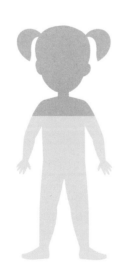

占比第二的碳

除了氧，人体内占比最高的就是碳了。50 千克的人体内就含有 9 千克的碳，这也是我们被称为碳基生物的原因。碳原子就像一个积木玩具，能组合形成脂肪、蛋白质等分子，它们都是维持生命活动的重要物质。高纯度的碳可不便宜，这提高了我们的身价。

 按照英国皇家化学学会的计算方法，制造一个人的全部成本大约为 80 多万元。

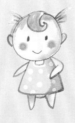 59 种元素里，有 24 种被称为"基本元素"，如果没了它们，我们也不能生存了。

氧

骨骼的原材料：钙

人体内钙的含量大约占了体重的1.5%，其中99%的钙都集中在牙齿、骨骼这些部位。我们的牙齿之所以这么坚硬，骨骼这么健壮，都是因为里面储藏了丰富的钙，但钙会慢慢流失，所以一旦缺钙要及时补充哦。

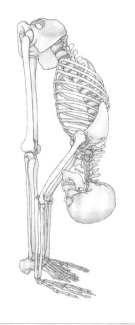

混进来的坏家伙

我们对体内元素的认识还不够全面，比如有些元素是否对人体有益就没有确实的把握。但是，有一些元素是明显的坏家伙，比如镉，它的毒性严重。它们通过土壤进入农作物，当我们吃饭的时候，它们就有可能悄悄地混进我们的身体。

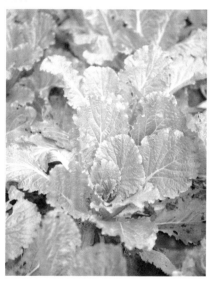

活泼的钾元素

人体大部分的钾存在于肌肉中，所以一旦缺钾，我们就会感觉四肢无力。而且，钾元素特别活泼，不会老老实实地待在任何一个器官内，我们只能通过食物摄取补充。钙、磷、钾是人体中占比最高的三大元素，而且价格不菲，我们的身价又提升了不少哦。

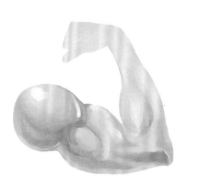

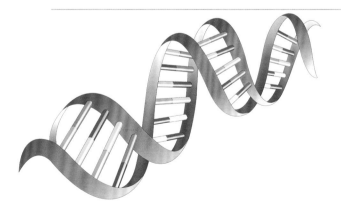

DNA 的重要组成成分：磷

磷在人体的比重仅次于钙，人体几乎所有的细胞里都含有磷。一方面，它是和钙共同组成牙齿、骨骼的主要成分；另一方面，它还是 DNA 和 RNA 的重要组成成分，能帮助传递遗传信息。

 人体对部分元素的需求量其实非常非常的少，比如钐，只占 0.000 000 007%。

 身体里的铁可以分为功能铁和储存铁两种，以血红素形式存在的功能铁约占身体铁含量的 70%。

身体就像一台复杂的机器

我们怎么呼吸、运动、吃东西、排便便……

身体就像一台精密又复杂的机器,各个器官分工明确又紧密合作,维持着我们每天正常的生活。但是,人体有些功能仅仅依靠单个器官是无法完成的,所以几个功能相关的器官会联合起来共同完成,这就在无形中形成了一个个系统。在我们的身体里,活跃着九大系统。

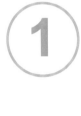

① 运动系统:让身体动起来

从简单的走、跑、跳、站立等到说话、写字、画画等,这些都属于运动系统的范畴,完成这些动作需要骨骼、关节和肌肉的通力合作。

② 内分泌系统:分泌各种激素

从小婴儿慢慢地长成少年,这个成长发育的过程离不开我们的内分泌系统;我们会哭、会笑,会难过、会开心,这些情绪的变化也和我们的内分泌系统有关。

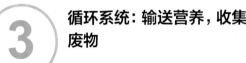

③ 循环系统:输送营养,收集废物

身体这台机器需要能量才能持续不断地工作,器官分布在全身各处,这就需要有一个系统将营养物质派送给各个器官,同时将它们代谢的废物收集起来。这个系统包括了心脏以及数不清的血管。

④ 神经系统:控制我们的身体

我们的身体里有个最高指挥官,它负责向各个器官发出指令,这就是大脑。而负责传递指令和接收反馈的正是遍布全身的神经细胞。

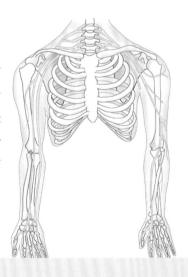

其实,我们的耳朵和鼻子一直在生长,但眼睛出生时是多大,长大了还是一样。

当你感觉喉咙发痒、想咳嗽时,说明有异物进入了喉咙,咳嗽是身体的自我保护,想借此把异物排出。

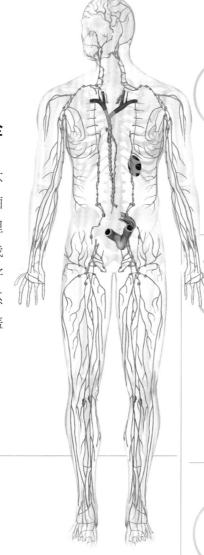

5 免疫系统：身体的安全卫士

我们生活的环境并不是特别安全，很多致病细菌和病毒都想在我们的身体里安家。一旦被它们得逞，我们就会不舒服，会生病。好在人体有自己的一套免疫系统，帮我们建立起一套覆盖全身的防卫网络。

7 泌尿系统：身体的排泄通道

人体在代谢过程中会产生很多废弃物质，有一些跟随粪便排出体外，有一些随着呼吸、排汗等排出体外，还有一部分就是在泌尿系统的作用下跟随尿液排出体外。

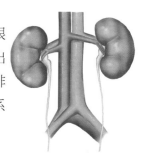

8 呼吸系统：吸入氧气，排出二氧化碳

我们的身体需要氧气，不需要代谢后产生的二氧化碳，所以身体内有一套系统来帮助我们吸入氧气，排出二氧化碳。

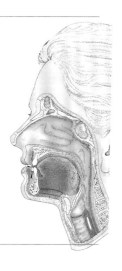

6 消化系统：身体的食物通道

食物从嘴巴进入我们身体的那一刻，消化系统就立刻行动了起来。这套系统主要就是保证食物中的营养物质被身体消化吸收，让食物中的废弃物质顺顺利利地被排出体外。

9 生殖系统：保证了人类的繁衍

爸爸妈妈有了你，你将来也会有自己的孩子，人类一代代繁衍，离不开生殖系统。男生和女生的生殖系统是不同的哟！

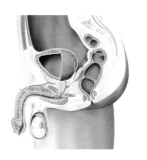
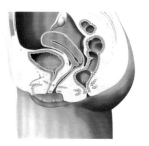

 一般情况下，无论你的方向感有多好，闭上眼睛你就走不了直线了。

 人体正常体温在 36~37°C（腋窝下），超过 42°C 就有可能烧坏大脑。

一步一步，把身体内部看清楚

　　人体的表面，我们可以清清楚楚地看到，甚至触摸到，但身体内部的那些器官、组织呢？我们能感觉到：呼吸的时候，气体在进进出出；吃饱的时候，胃里有种很充实的感觉；生病的时候，身体内的某个地方会发出疼痛的信号……身体内部如此神奇，吸引着科学家们不停地探索，正是因为他们的努力，我们才能越来越清晰地看到身体的内部。

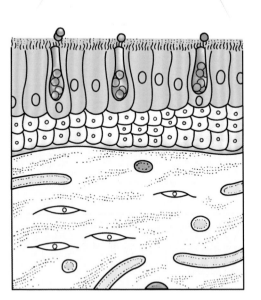

显微镜：窥探微观世界的奥秘

人体内活跃着 40 万亿 ~60 万亿个细胞，还分布着很多很多特别小的毛细血管，甚至还有一些微生物也生活在体内。这些东西用肉眼根本无法识别出来，可是它们又是人体构成中特别重要的部分，了解了它们就能更好地了解人体。于是，显微镜出现了。在经历一代又一代的更新迭代后，从一开始简单的放大镜，到如今的电子显微镜已经具备将物体放大几百万乃至上千万倍的能力，可以很轻松地观察细胞、毛细血管和微生物们。

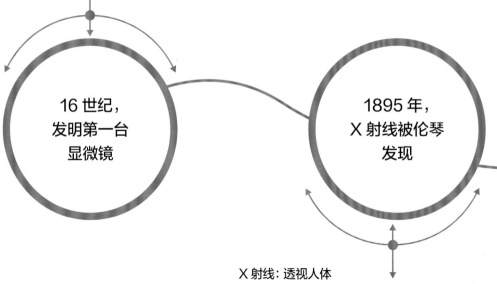

16 世纪，
发明第一台
显微镜

1895 年，
X 射线被伦琴
发现

先进的显微镜可以把我们看不到的细胞和微生物放大许多倍，这样科学家们才能更好地研究它们。

X 射线：透视人体

在伦琴发现 X 射线之前，如果病人身体内部出了问题，医生只能靠问、看、摸等方法来判断病因。1895 年，德国科学家伦琴无意中发现 X 射线能穿透肌肉照出手骨轮廓，于是找到了 X 射线的特点：X 射线穿过人体时，身体内的不同组织对 X 射线的吸收不同，高密度的骨头和牙齿会呈现出白色，低密度的脂肪和水会呈现出黑色，身体的黑白图片就这么被拍出来了。

 "显微镜教父"列文·虎克自制的显微镜能放大数百倍，他用它观察过牙齿的结构。

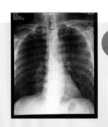 X 射线有辐射，照射过多，可能会对人体造成危害，一年最好不要超过 4 次。

超声波：利用声波成像

我们常说的 B 超就是超声波的一种。当超声在人体内传播时，经过不同组织和器官时会得到不同的回声信号，经过同一组织时由于不均匀性也会得到不同信号，所以，根据这些回声的强弱用明暗不同的光点显示出来的就是超声波图像了。

当小宝宝在妈妈肚子里的时候，就可以利用 B 超技术看到他的一举一动哦。

磁共振：精密的医学成像技术

这一次我们拿骨骼来举个例子。如果说 CT 能将骨骼切成一片片的，那么磁共振不仅能将骨骼切成一片一片的，还能把骨骼里面的东西、骨骼旁边的东西都给照得清清楚楚的。所以，磁共振称得上是目前医学上最精密的成像技术了。

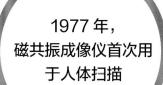

1956 年，超声波进入使用成熟阶段

1971 年，第一次 CT 扫描

1977 年，磁共振成像仪首次用于人体扫描

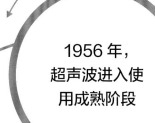

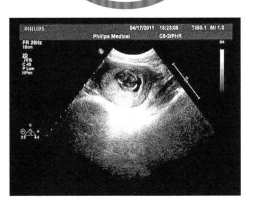

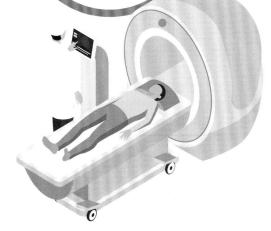

计算机断层扫描（CT）：X 射线的加强版

CT 是 X 射线的升级版，它能一层一层地对脏器进行扫描，而且每一层都显示得很清晰。我们可以用面包来打个比方，如果说 X 射线只能看到面包表面的黑点，那么 CT 就是将面包一层层切开，然后会发现，那些小黑点原来是果干，而且它们隐藏在面包里的不同地方。

做 B 超前，医生会先给探头抹点液体，那是耦合剂，可以更清晰地看到身体内部。

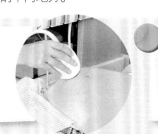

做 CT 时会有肉眼看不到的 X 射线进入身体，但金属会干扰 X 射线，检查时就不要穿戴金属的衣物了。

第三章
身体表面的保护屏障

人体时时刻刻都在与外界环境进行着沟通和交流，最外层的皮肤便义不容辞地承担起了第一道防线的重要职责。不要小看这一层薄薄的人体"外衣"，它可是人体最大的器官，与依附在皮肤上的指甲、毛发一起，共同筑起身体表面的保护屏障。

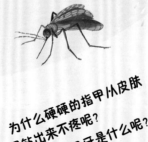

为什么一到夏天就爱出汗？

为什么有的小朋友皮肤黑的？

手指划破了，为什么会流血，还特别疼？

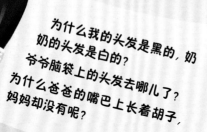

为什么我的头发是黑的，奶奶的头发是白的？
爷爷脑袋上的头发去哪儿了？
为什么爸爸的嘴巴上长着胡子，妈妈却没有呢？

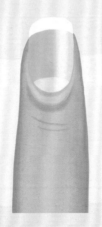

为什么硬硬的指甲从皮肤里钻出来不疼呢？
指甲上的小月牙是什么呢？

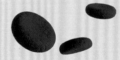

不洗手、不理发、不剪指甲会怎样

有的小朋友不爱洗手，害怕剪头发，不愿意剪指甲，这可怎么办呢？我猜，他们肯定不知道，不洗手、不理发、不剪指甲的后果有多可怕！

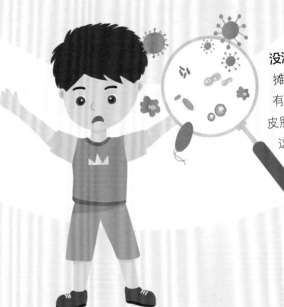

没洗的小手有多脏？

摊开你的小手，你知道那上面有多少细菌吗？每平方厘米的手掌皮肤竟然聚集了 3 500~4 500 个细菌，这其中包括了好多有害的病菌呢！一个 8 岁的孩子，手掌皮肤面积大约为 80 平方厘米，所以，他的一双小手上活跃着约 72 万个细菌呢！要记得勤洗手哦！

头发长成了 4 层楼高

你知道吗，头发每天都在变长，如果你坚持 1 年不剪头发，它会变长约 12 厘米；如果你这一生一直坚持不剪头发，最后你的头发可能会长到 10 米，大概有 4 层楼那么高。

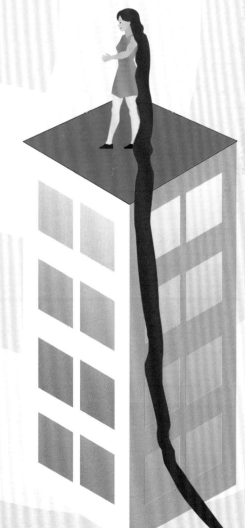

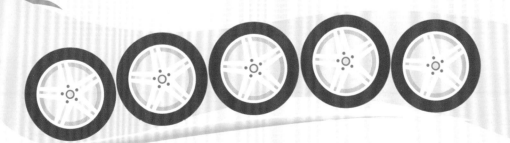

指甲上站着一辆小汽车

指甲虽然比头发长得慢，但也是每分每秒都在生长，平均每 3 个月会长 1 厘米。如果你一直坚持不剪指甲，你的指甲会越长越长。你可以想象一下，它可能长到比 5 个小汽车车轮连起来还长。

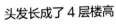

皮肤：神奇的身体防护网

人体最大的器官

你知道吗，人体最大的器官是皮肤！皮肤覆盖了全身，如果把一个成年人的皮肤展开来，大约有 1.6 平方米，有一张单人床那么大。皮肤对我们可太重要了，相当于为我们的身体穿上了一件盔甲，如果它不小心受伤了，大量的细菌和病毒就会乘虚而入，攻击我们的身体。

黄皮肤，黑皮肤，白皮肤

地球村里的小朋友长相各异，肤色也大不相同：我们生活在亚洲的人大多是黄皮肤，就比如你我一样；在非洲生活着黑皮肤的人们；在欧洲和美洲还生活着白皮肤的人们。为什么肤色会有深有浅呢？这个答案可以去皮肤的表皮中寻找。表皮里有一个叫"黑色素细胞"的家伙，就是它让我们的肤色深浅不一：黑色素细胞越多，肤色就越深；黑色素细胞越少，肤色就越浅。

你知道吗？

最厚和最薄的皮肤

身体各个部位的皮肤厚度并不一样，其中，最薄的地方是眼睑和耳后，所以这两处的皮肤最敏感了；最厚的地方则是手掌和脚掌。

为什么皮肤容易晒黑？

太阳光中的紫外线对皮肤特别不友好，晒得久了，皮肤就要想办法自救，于是就开始大量地分泌黑色素细胞，这种细胞越多，皮肤就越不容易日晒斑。但是，这种黑色素细胞一多，皮肤也就变黑了。不过不用担心，只要注意防晒，皮肤还会白回来的。

家里的灰尘很多来自你的皮肤

每小时都会有 0.03~0.09 克的皮肤从你身体脱落，一生中脱落的皮肤能达到 35 千克。它们都以微小的片状物存在，家里的灰尘有很大一部分来自它们。

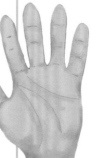

皮肤只有 0.5~4 毫米厚

表皮层最底层含有能够产生新表皮的分裂细胞。

长在皮肤外面的部分就是毛干，也就是我们通常说的汗毛。

皮脂腺能分泌皮脂，以防皮肤干燥。

竖毛肌可使毛发竖直向上。

血管

功能 1：抵御入侵
像一堵墙，把细菌、病毒，甚至一些令我们过敏的花粉阻挡在外。

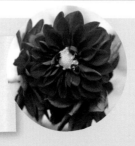

功能 2：人体空调
出汗、起"鸡皮疙瘩"都说明皮肤在帮我们调节着体内温度。

触觉小体使人可以感受到皮肤的轻压刺激。

表皮层是人体皮肤抵抗外界伤害的第一道防线。

这些细小的洞就是汗孔。

真皮层含有血管和神经。

汗水就来自这里。

脂肪层在真皮层下，起保温作用。

毛囊是皮肤内毛发生长的地方。

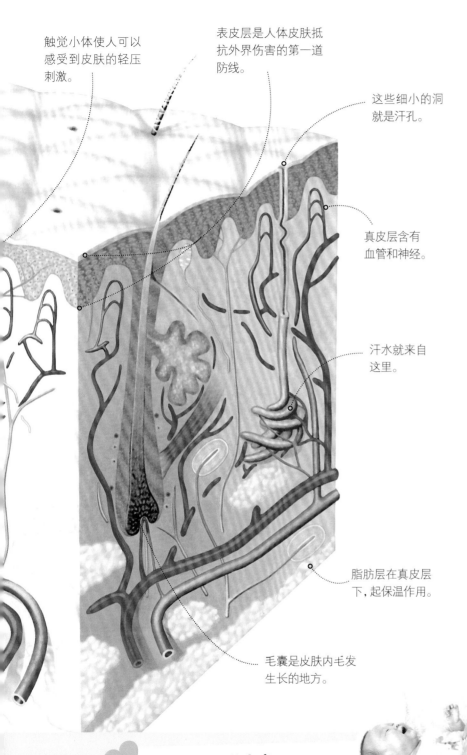

皮肤：身体的警报器

作为对抗外界刺激的第一道屏障，皮肤要承担的责任很大，但它总会有防不胜防的时候。当它受伤时会通过各种表象通知我们。另外，当我们的机体内部出现问题时，也会通过皮肤告诉我们！

我们要保持皮肤清洁健康，保护好身体的第一道"防线"。

痘痘：当皮肤毛囊分泌的油脂过多，毛孔就被堵塞了，大量的毒素和油脂堆积在一起就形成了痘痘。

痣：黑素细胞有个亲姐妹，叫痣细胞，当大量的黑素细胞或痣细胞聚集时，皮肤表面就出现了痣。

创伤：皮肤很脆弱，不小心就会被刺伤、擦伤。轻一点的会很快恢复，重一点的可能会在皮肤表面留下疤痕。

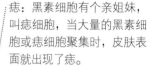

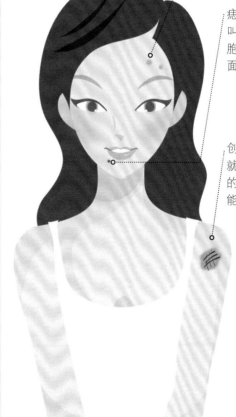

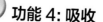

功能 3：感觉痛痒
皮肤内分布了很多感觉神经，把痛、痒、冷、热等感觉告诉大脑。

功能 4：吸收
皮肤具有吸收功能，腰酸背痛时贴副膏药，药效就能进入身体起作用。

皮肤的特殊功能：排汗

　　炎热的夏天里，我们不停地出汗。奇怪的是，汗出了，我们的身体却感觉没那么热了，这是怎么一回事呢？解释这个问题前，我先举一个简单的例子吧：屋子里太热了，如果往地上洒上凉水，是不是一会儿就凉快下来了？这就和我们出汗的原理是一样的，水分蒸发的时候会带走热量，然后身体就感觉凉快了。

冷汗从何而来？

　　当我们感觉紧张或者受到惊吓的时候，除了心"怦怦"乱跳，有时还会"吓出一身冷汗"。为什么会吓出冷汗呢？这是因为受惊后，人体的交感神经变得兴奋，导致心跳加速，刺激汗腺大量分泌汗液，一身冷汗就是这么来的。

出汗之后为什么闻起来有股味道？

其实，汗液本身是没有味道的，它的大部分组成物质是水，只有 1% 是由尿素、尿酸等组成的混合物质，这些物质在皮肤表面会被细菌分解，形象地说，细菌吃掉这些物质然后排出"屁"，这就是我们闻到的汗味了。至于为什么每个人的汗味会不一样，那是因为每个人皮肤表面的细菌不一样。

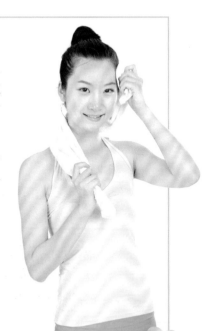

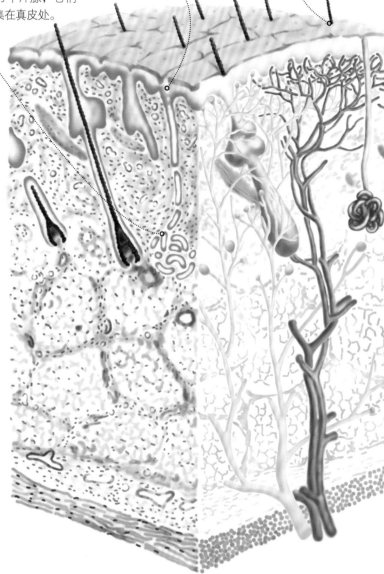

全身上下的皮肤大概分布着约 300 万个汗腺，它们成团地聚集在真皮处。

汗孔：皮肤表面除了有毛孔，还有汗孔，天热时流的汗基本都是从汗孔排出的。

毛孔：顶泌汗腺分泌的汗液从这里排出。

 人的脚底大约有 25 万个汗腺，想一想，运动完脱掉球鞋后，那股味道是不是让人很难忘？

脚底和手掌只有汗孔，没有毛孔，所以这两个部位光溜溜的，不长毛，不出油，不长痘。

被蚊子叮，皮肤为什么会痒？

一到夏天，讨厌的蚊子便开始出来活动了。被它们叮咬完，我们的皮肤上就会留下又红又肿的小包，痒痒的，特别闹心。为什么蚊子这么爱叮我们？今天就来解开这个谜团！

别看蚊子个头小小的，但还是有破坏力的，被它叮咬可能会被传染一些疾病，所以别让蚊子找上你！

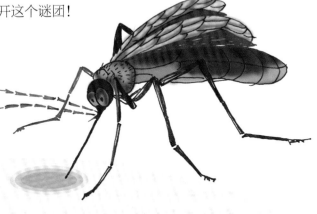

痒的感觉从哪儿来？

咬我们的是雌蚊子，它们为了繁衍后代必须得吸血。它们总能很准确地把那根吸血的"针"扎到我们真皮层的毛细血管，同时释放出一种让人体过敏的物质，这种物质会刺激我们的皮肤产生过敏反应，结果就是长出了又红又肿又痒的包。

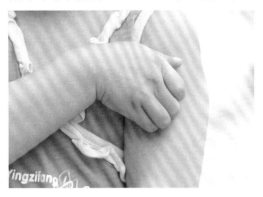

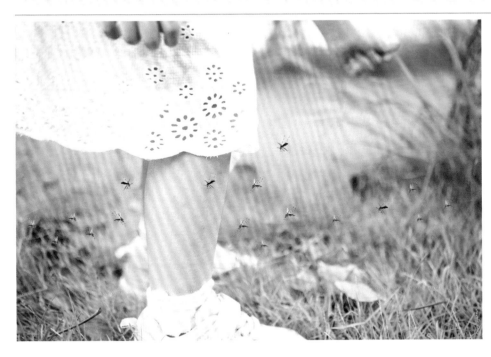

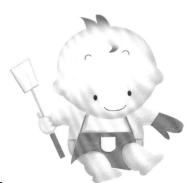

蚊子爱上了你的汗液

这不得不再次提起汗液中那1%的物质了，在细菌的分解下，它们散发出让蚊子"爱不释口"的味道，尤其是脚味，那可是蚊子最喜欢的味道了。一位坦桑尼亚的科学研究员就研究出可以利用臭袜子的味道吸引蚊子，达到灭蚊的效果。

在31~40℃范围内，温度越高，蚊子"胃口"越好。

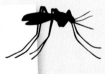
手心、脚掌等部位的神经末梢比较密集，所以这些地方被叮咬后特别痒。

指甲：身体里长出的硬壳

一直剪一直长

当我们呱呱坠地的时候，手指、脚趾就已经被完全成形的指甲覆盖着。随后，它们会不停地生长，我们则不停地修剪，就在这"生长—修剪—生长"的过程中，陪我们走完了一生。

手指甲一年会长长约 4.2 厘米

甲体：就是我们肉眼可见的指甲。

甲床：在指甲下面，贴着皮肤生长的就是给指甲提供血液等养分的甲床。

甲沟：指甲和两边的皮肤会有一道小沟，那就是甲沟，指甲会沿着这条沟生长。

指甲可以长多快？

妈妈刚替我们剪完指甲，没过多久，指甲又变长了。小小的指甲为什么长得这么快啊？其实，在正常情况下，指甲每个月平均生长 3.5 毫米，惯用手的生长速度更快，脚指甲每个月长 1.6 毫米。但是，它会随着年龄及季节而有所不同，比如说夏天长得快，冬天长得慢；上午长得快，晚上长得慢；年轻人长得快，老年人长得慢；怀着宝宝的孕妈妈们指甲也长得特别快。

甲弧：甲根那有一个白色的半月牙形，那是我们新长出来的指甲。

甲根：顾名思义就是指甲长出来的地方，它藏在皮肤里。

你知道吗？

不修不剪，你的手指甲能长多长？

每片手指甲平均每天可以生长约 0.1 毫米，如果到 80 岁一直没剪过手指甲，它能长到约 3.36 米。据吉尼斯世界纪录，目前双手指甲总长的最长纪录为 9.85 米。

硬硬的指甲从肉里长出来为什么不疼？

指甲一开始并不是硬硬的，它们只是一团细胞，在指甲根部开始生长，细胞不停生长，新细胞会把老细胞顶出根部，被顶出去的细胞变平、变硬，最后形成坚硬的指甲。

指甲上为什么会有小月牙？

刚长出的指甲是白色的，之后才会慢慢变成透明色，当指甲的中间部分比旁边长得快时，你就会发现指甲根部会出现白色的小月牙，那是着急长出来的"新指甲"。

指甲的平均厚度为 0.5~0.8 毫米，大拇指会比其他指甲厚一点。

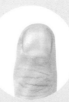

健康人的指甲经过特殊处理后能变成一种药材。

指甲的进化过程

自然界中，很多动物都有指甲，但只有人类和猴子、猩猩等灵长类动物的指甲是扁平的，而且还是经过漫长时间才进化出来的。

爪子长出了指甲

一开始，人类的祖先要适应丛林生活，为了方便爬树，所以爪子长出了硬硬的指甲。

指甲变宽了

较宽的指甲给了祖先更强的抓地力，帮助他们穿过树丛，寻觅食物。

学会操控工具

后来，他们从树上转入了洞穴中，强大的抓握力让他们学会操控和使用工具。

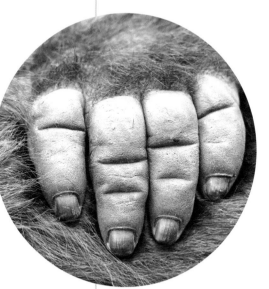

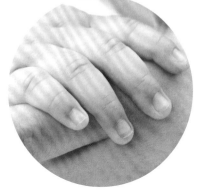

 婴幼儿的指甲每周生长约0.7 毫米。

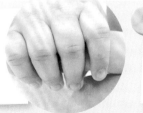 当你在妈妈肚子里长到 6 个月的时候，指尖就会开始长出可爱的小指甲，只不过那时的指甲是软软的。

毛发：不仅仅是头发

每个人的身上都有"毛毛"

　　不要一提到毛发就只想到了头发哦，除了头顶，我们身体的其他部位也长着毛发，只不过它们有的比较短，有的比较细，有的比较少，所以我们忽略了它们。要知道，除了手掌、脚底和嘴唇，人体几乎全身都被毛发覆盖着呢！

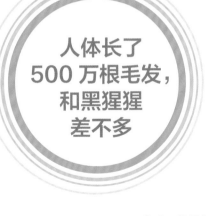

人体长了500万根毛发，和黑猩猩差不多

你知道吗？

理发师 = 医生？

在欧洲，理发师和外科医生曾经是同一批人，直到18世纪才分开。现在唯一能看出他们有联系的就是理发店门口的红白蓝光柱了，因为红蓝两色分别代表动脉和静脉，而白色则代表着包扎伤口的绷带。

看得见的头发其实是死的

是不是很震惊，我们能看到的头发部分其实是由角质蛋白构成的，这种蛋白质是没有生命的。而"活着"的部分被埋在头皮内的发根处，那可是头发唯一"活着"的部分。

手掌和脚底为什么不长毛呢？

我们的身体几乎长满了又短又细的汗毛，但唯独手掌这里却是一片"不毛之地"，这是为什么呢？因为在这个地盘上，汗腺是绝对的主角，根本没有毛囊的立足之地，所以也就没法长出毛发。

为什么黑猩猩看上去比我们毛长？

　　人类和黑猩猩有着共同的祖先，但是为什么黑猩猩长着又浓又密的毛发，而我们看上去却显得光秃秃的呢？其实，我们的祖先也长着浓密的体毛，只不过后来他们会直立行走了，需要在大草原上追逐猎物，在跑的过程中，厚厚的毛阻碍了身体散热，为了降低体温，便开始褪去长毛，并进化出了发达的汗腺。

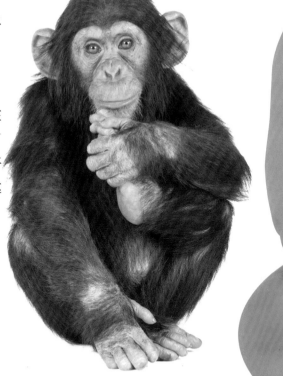

鼻毛：鼻子的"小卫士"，它们能第一时间拦住细小的灰尘、细菌。幼儿一般2周岁左右开始生长鼻毛。

毛发有一定的吸附力，所以当石油不小心泄露到海洋里，可以搜集毛发做成围油栏，用来吸附石油。

人没有眉毛会是什么样？达·芬奇笔下的蒙娜丽莎就没有眉毛，因为达·芬奇想让蒙娜丽莎的五官更突出。

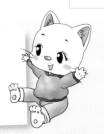

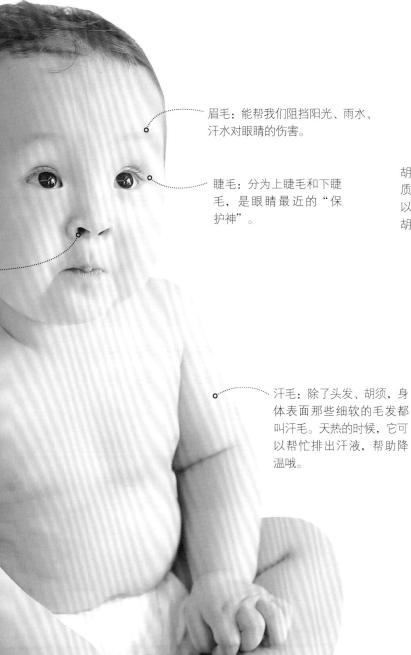

眉毛：能帮我们阻挡阳光、雨水、汗水对眼睛的伤害。

睫毛：分为上睫毛和下睫毛，是眼睛最近的"保护神"。

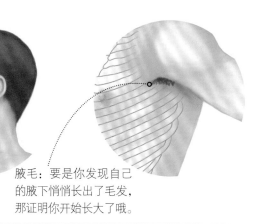

胡须：一些有害的物质会沾在胡须上，所以爸爸才会经常刮胡子。

腋毛：要是你发现自己的腋下悄悄长出了毛发，那证明你开始长大了哦。

汗毛：除了头发、胡须，身体表面那些细软的毛发都叫汗毛。天热的时候，它可以帮忙排出汗液，帮助降温哦。

毛发的"微观"世界

我们用肉眼只能看到一根细细的毛发，可是一旦把它们放到显微镜下，就会呈现出一个奇妙的微观世界。

黑色素

毛发的颜色就是由它来决定的，神奇的是，在显微镜下，你会发现黑色素是可以游动的。

水分

平时毛发里会有 10%~15% 的水分，洗完头发后含水量会提高。

微量元素

除了铁、铜等，你还可能会看见有毒元素汞，这也许来自你某天不小心吃了含汞的鱼产品，被储藏能力超强的头发吸收了。

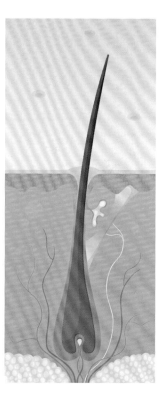

人的睫毛可以保护眼睛不受伤害，但并不是所有动物都有睫毛，比如小猫、小鸟等。

人体大约有 500 万个毛囊，身体遇冷时毛囊会收缩，皮肤形成鸡皮疙瘩，毛发也会竖起。

数也数不清的头发

　　我们的祖先在进化的过程中褪去了身上的长毛，唯独头发保留了下来。据说这是为了保护我们的大脑不被强烈的阳光晒坏了。关于头发，有趣的知识还有不少呢！

头发每天都在生长，一天能长 0.3~0.4 毫米

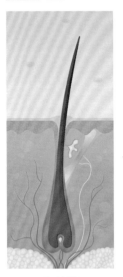 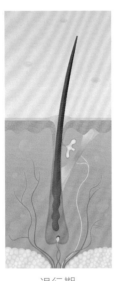 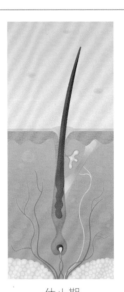 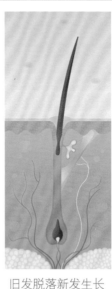 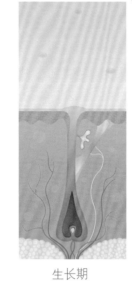

生长期　　　　退行期　　　　休止期　　　旧发脱落新发生长　　　生长期

头发的一生

头发也有它的一生，会经历生长期、退化期和休止期三个阶段，也就是从长出毛发到毛发脱落的过程。一般来说，每根头发大概有 2~6 年的寿命。

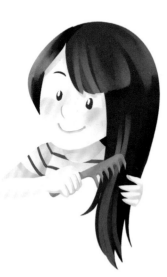

头发有多少？

千万不要真的去数头发的数量，因为很难数清！经过科学家的推算，我们的头上大约生长着 10 万根头发，每根头发都会经历一个生命周期。所以这一生之中，我们估计能长出约 100 万根的头发。

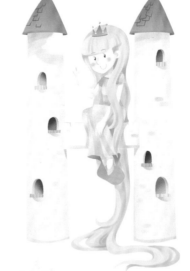

惊人的头发长度

一般情况下，每根头发每个月大约会长 1 厘米。假设活到 80 岁，这一生中头发总长度会达到近 10 000 千米。

 别小看头发，一根头发最大能承受约 1.7 牛顿的拉力，可以吊起一个苹果。

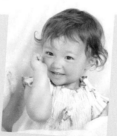

头发在夏天长得比较快。因为夏季温度较高，人体血液循环速度增快，头发能长更快。

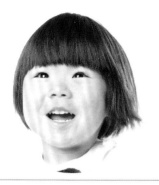 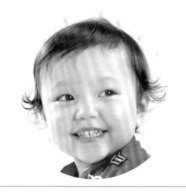

直发、卷发，都是头发

有的人天生直发，有的人天生卷发，为什么人和人头发的形态会不一样呢？原来这跟我们毛囊的形状有关系，圆形毛囊长直发，椭圆形毛囊长波浪状头发，卷发就是从扁平毛囊里长出来的。

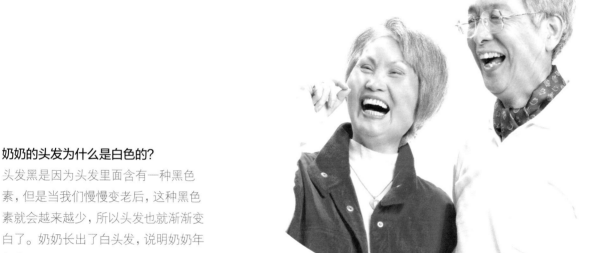

奶奶的头发为什么是白色的？

头发黑是因为头发里面含有一种黑色素，但是当我们慢慢变老后，这种黑色素就会越来越少，所以头发也就渐渐变白了。奶奶长出了白头发，说明奶奶年纪大了。

爷爷的头发为什么比较少？

爷爷好像比奶奶的头发少很多，头发去哪里了？要知道，头发是从毛囊里生长出来的，可是如果毛囊因为各种原因"睡着了"，头发就不再长了，头顶就慢慢秃了。

头发都是黑色的吗？

不是的！只能说黑发是最常见的发色，全世界有 75%~85% 的人口都是黑头发，但是还有一群人，他们长着棕色、金色或者红色的头发，其中红色是最少见的发色。

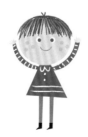 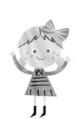 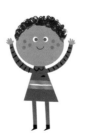 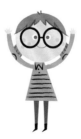 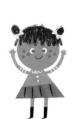 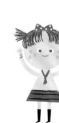 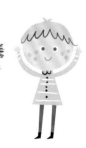

 白头发拔一根长十根不是真的，但也不要拔头发，否则容易患毛囊炎，会痒、会疼。

 头发有生命周期，我们每天都会和一些头发告别，只要别超过 100 根都是正常的。

爸爸为什么长着胡子？

爸爸总爱用他的胡子扎我，奇怪的是，我和妈妈都没有长胡子，爸爸的胡子是从哪儿来的呢？而且，他还经常刮胡子，怎么总也刮不干净呢？

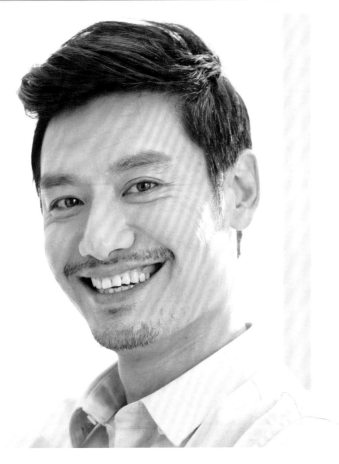

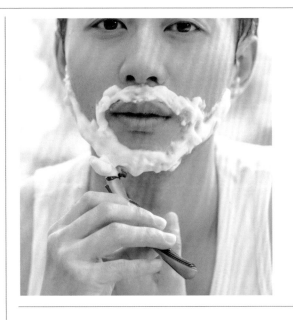

刮不完的胡子

爸爸的胡子好像怎么也刮不完，是的，胡子长得特别快，而且还不易脱落。这是因为长胡子部位的血管分布多，血液畅通，营养充足，所以长得快。另外，胡子是向下生长的，毛囊压力小，也有助于胡子的生长。

胡子可以有多长？

我们的头发每天会长 0.3~0.4 毫米，而胡子每天大概会长 0.4 毫米。所以，如果你的爸爸一生从不刮胡子，那么最后可能会长到 9 米左右，好比将 3 辆公交车叠在一起的高度。

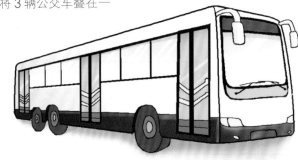

爸爸的胡子

长胡子是小男孩变成男子汉的重要标志。当小男孩进入青春期后，身体开始发育，体内开始分泌大量的雄性激素，胡子就开始生长起来。其实，成年女性的体内也会分泌雄性激素，只不过很少，如果分泌多的话也会长胡子呢！

胡子是身体所有毛发中生长最快的，所以在剃须刀发明之前，人们也总在想尽各种办法来刮胡子。

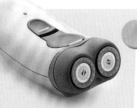

美国人吉列发明了剃须刀，大家刮胡子的时候再也不会轻易受伤了。

多种多样的胡子

　　胡子的类型可以说是五花八门，长在不同部位有着不同的形状，连称呼都不一样。长在上唇上的叫"八字胡"，长在下巴的叫"山羊胡"，从两鬓连到下巴的叫"络腮胡"等。不光人有胡子，小动物也长着功能强大的胡子，有些植物好像也长"胡子"了，多么让人惊奇呀。

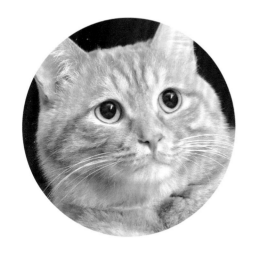 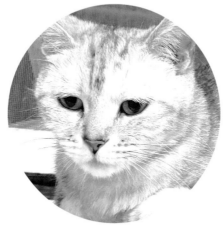

猫咪胡子的特异功能

很多小动物都长着胡子，猫咪也有，而且胡子对猫咪特别重要。胡子是帮助猫咪感知外界信息的一条重要渠道，比如说判断距离和方向。而且，你发现了吗，猫咪在害怕、愤怒、放松的不同情况下，胡子的状态都不一样，胡子还是它们表达情感的工具。

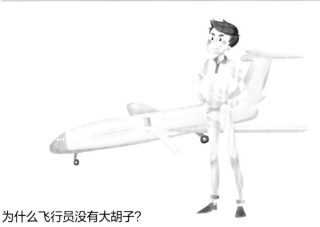

为什么飞行员没有大胡子？

很多航空公司都规定，飞行员不能留胡子。飞行过程中，可能会遭遇一些特殊情况，需要飞行员戴上氧气罩，如果胡子太多或太长会妨碍氧气罩的佩戴，不利于飞行安全，所以不让飞行员留胡子更多是为了安全。

其实，胡子很容易吸附一些脏东西和有害物质，影响身体健康，因此勤刮胡子是个很好的卫生习惯哦。

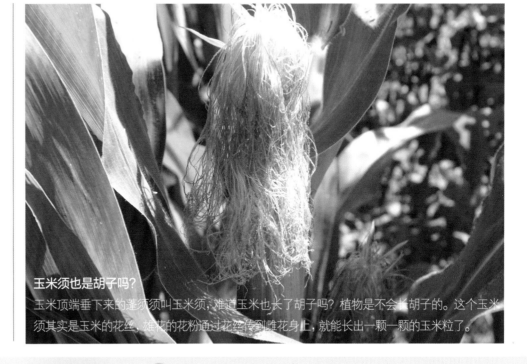

玉米须也是胡子吗？

玉米顶端垂下来的蓬须须叫玉米须，难道玉米也长了胡子吗？植物是不会长胡子的。这个玉米须其实是玉米的花丝，雄花的花粉通过花丝传到雌花身上，就能长出一颗一颗的玉米粒了。

 大多数男士的胡子颜色是黑色的，不过也有红胡子、金胡子、白胡子等。

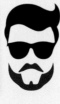 胡子还能参加选美，"世界胡须锦标赛"上会出现各种各样、奇奇怪怪的胡子。

第四章
运动系统：是什么让身体动起来的

我们的身体真奇妙，手脚及全身配合能做各种灵活的动作，脸还能做各种有趣的表情。可是，身体是如何做到这一切的呢？在这一章里，就让我们一起来探秘身体的运动系统，解开那些让我们可以站立、跑动、哭哭笑笑的谜团。

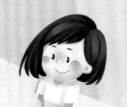

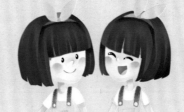

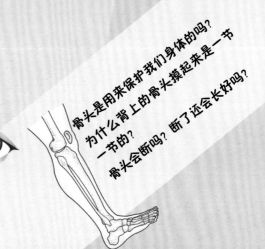

骨头是用来保护我们身体的吗？
为什么背上的骨头摸起来是一节一节的？
骨头会断吗？断了还会长好吗？

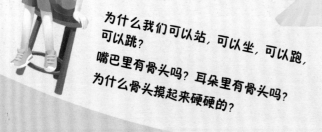

为什么我们可以站，可以坐，可以跑，可以跳？
嘴巴里有骨头吗？耳朵里有骨头吗？
为什么骨头摸起来硬硬的？

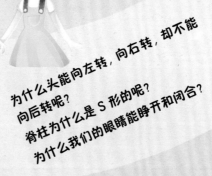

为什么头能向左转，向右转，却不能向后转呢？
脊柱为什么是 S 形的呢？
为什么我们的眼睛能睁开和闭合？

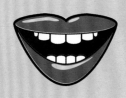

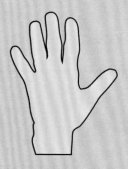

没有骨头，我们还能好好生活吗

骨头帮我们撑起了身体，让我们能站、能走、能跑、能跳……其实，骨头的用处可不只这么一点。你能想象，身体如果没有骨头会发生什么吗？

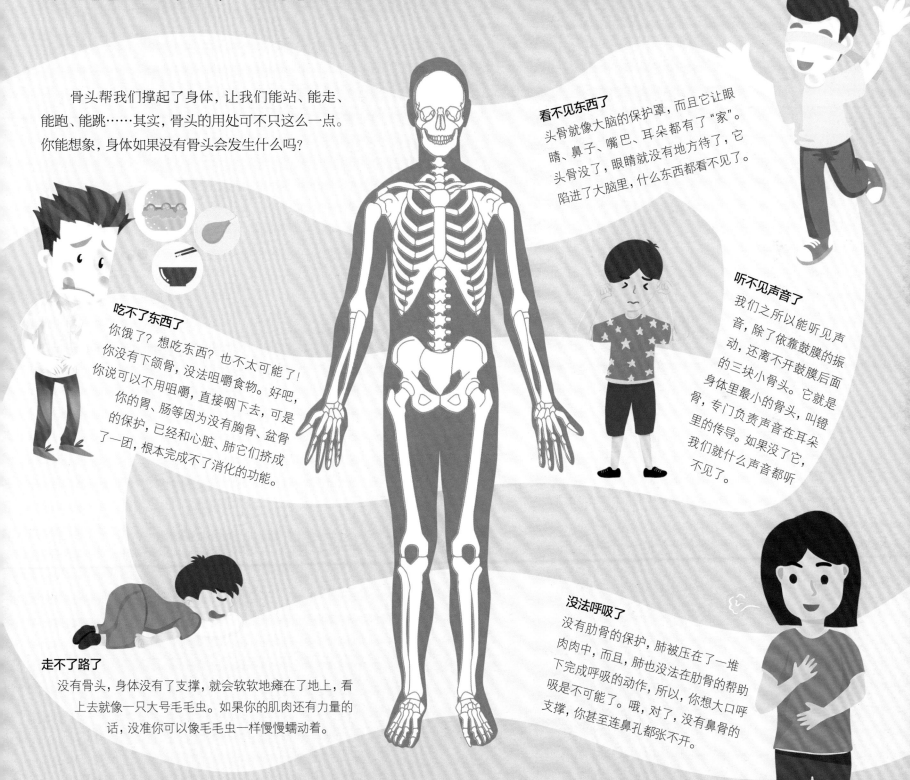

看不见东西了

头骨就像大脑的保护罩，而且它让眼睛、鼻子、嘴巴、耳朵都有了"家"。头骨没了，眼睛就没有地方待了，它陷进了大脑里，什么东西都看不见了。

吃不了东西了

你饿了？想吃东西？也不太可能了！你没有下颌骨，没法咀嚼食物。好吧，你说可以不用咀嚼，直接咽下去，可是你的胃、肠等因为没有胸骨、盆骨的保护，已经和心脏、肺它们挤成了一团，根本完成不了消化的功能。

听不见声音了

我们之所以能听见声音，除了依靠鼓膜的振动，还离不开鼓膜后面的三块小骨头。它就是身体里最小的骨头，叫镫骨，专门负责声音在耳朵里的传导。如果没了它，我们就什么声音都听不见了。

没法呼吸了

没有肋骨的保护，肺被压在了一堆肉肉中，而且，肺也没法在肋骨的帮助下完成呼吸的动作，所以，你想大口呼吸是不可能了。哦，对了，没有鼻骨的支撑，你甚至连鼻孔都张不开。

走不了路了

没有骨头，身体没有了支撑，就会软软地瘫在了地上，看上去就像一只大号毛毛虫。如果你的肌肉还有力量的话，没准你可以像毛毛虫一样慢慢蠕动着。

骨骼：撑起你身体的秘密

坐、走、跑、跳都靠它

假如人类没有骨骼会怎么样？你可以想象一个帐篷，如果撤掉了支撑杆会怎样吗？是的，失去了骨骼的我们就像没了支撑杆的帐篷，只能软软地瘫在地上，站都站不住，更别提走、跑、跳了。而且，失去了骨骼的保护，我们身体内部的器官很容易受到伤害。所以你看，没有了骨骼，我们是那么脆弱，那么不堪一击。

骨骼为什么那么坚硬？

理论上，同重量的骨骼比实心钢还要坚硬。为什么骨骼能抵抗强大的力量呢？这是因为骨头表面的骨密质结构致密，耐压性比较大；骨头内部的骨松质呈现蜂窝状，排列方式与骨头的受力方向平行，所以才能承受较大的重量。

你知道吗？

最小的骨头在哪里？

我们的耳朵里有三块听小骨，每一块都只有米粒那么大，是我们身体里最小的骨头了。别看它们又小又轻，我们能听见声音全是靠它们在体内传递的。

最"孤单"的骨头

在我们的喉咙处有一块马蹄形的骨头，它叫舌骨，长在舌头根部。它是人体中唯一与其他骨头不相连的骨骼，所以是最"孤单"的骨头，但它在我们的吞咽和说话中扮演着非常重要的角色。

成年人的身体有 206 块骨头

头骨：一个硬硬的壳，大脑很安全地躲在里面。

下颌骨：它能够一张一合，所以我们才能说话、吃东西。

肋骨：身体内一共 12 对，左右对称地分布着。

脊柱：从侧面看是 S 形，从正面看是直线，它包含了 24 个椎骨。

每只手臂有 30 块骨头，其中手和手腕有 27 块。

每条腿有 30 块骨头，其中 26 块分布在脚和脚踝处。

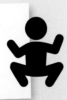
刚出生的宝宝，骨骼高达 300 多块，但长着长着，有些软骨就长到一起了。

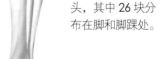
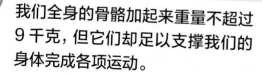
我们全身的骨骼加起来重量不超过 9 千克，但它们却足以支撑我们的身体完成各项运动。

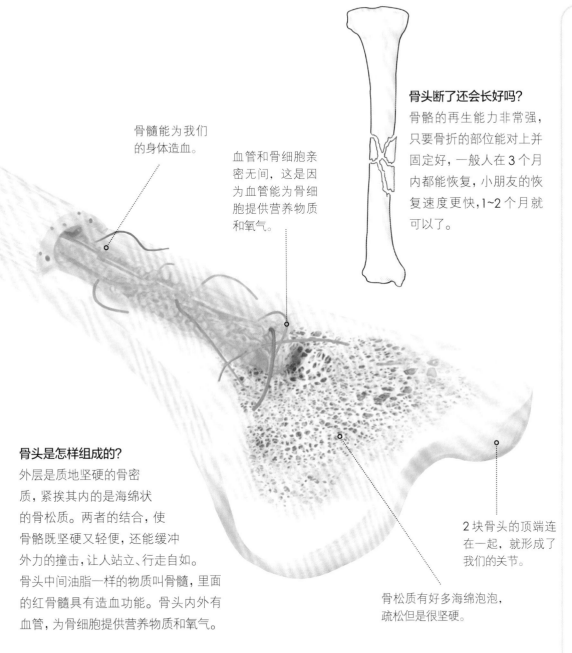

骨头断了还会长好吗？

骨骼的再生能力非常强，只要骨折的部位能对上并固定好，一般人在 3 个月内都能恢复，小朋友的恢复速度更快，1~2 个月就可以了。

骨髓能为我们的身体造血。

血管和骨细胞亲密无间，这是因为血管能为骨细胞提供营养物质和氧气。

骨头是怎样组成的？

外层是质地坚硬的骨密质，紧挨其内的是海绵状的骨松质。两者的结合，使骨骼既坚硬又轻便，还能缓冲外力的撞击，让人站立、行走自如。骨头中间油脂一样的物质叫骨髓，里面的红骨髓具有造血功能。骨头内外有血管，为骨细胞提供营养物质和氧气。

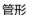
2 块骨头的顶端连在一起，就形成了我们的关节。

骨松质有好多海绵泡泡，疏松但是很坚硬。

骨骼到底长啥样？

骨骼是什么样子的？你脑海里是不是立刻出现了那种中间像一根管、两头鼓鼓大大的模样？其实，骨骼的样子可不止这一种。

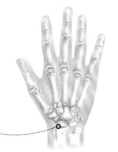

立方形
手腕等处的骨头短短的，像石子一样，方便我们灵活地完成各个角度的复杂运动。

扁平形
胸腔处的骨头扁扁的，能更好地承受压力，保护内脏器官就靠它了。

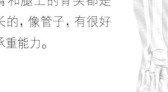

管形
手臂和腿上的骨头都是长长的，像管子，有很好的承重能力。

 没有一只成年大象能跳起来，因为它们的骨骼结构特殊，都是踮着脚走路的，大象无法完成跳跃动作。

 考古学家发现，古埃及人知道如何处理骨折，还发明了假肢。

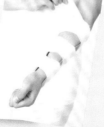

神奇的脊椎：会弯腰，能直立

很久以前，我们的远祖生活在大海里，可是为什么后来来到陆地上生活了呢？从海洋到陆地的过程，其实离不开脊椎的演化过程，这是一个漫长的过程，也是一个神奇的过程。

脊椎在哪里？

你可以试着摸一摸自己的后背，会感觉到有一排凸起的骨骼，那就是你的脊椎。其包括 33 块椎骨（其中颈椎 7 块、胸椎 12 块、腰椎 5 块），5 块骶椎，4 块尾椎，当你长大成人后，5 块骶椎会长成 1 块骶骨，4 块尾椎合成 1 块尾骨。

脊椎是人类特有的吗？

在自然界的动物分类中，有一种叫作脊椎动物亚门，这个门类里的动物都拥有脊椎，其中就包括人类。脊椎动物亚门是目前地球动物界中结构最复杂、进化地位最高的类群。

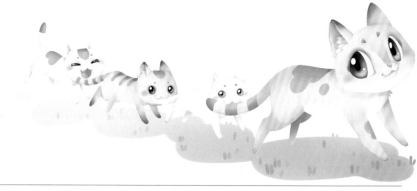

从脊索到脊椎

大自然的生存法则是弱肉强食，所以拥有强大的神经系统意味着拥有更高的智商。为了保护重要的神经，脊索出现了。它就像一根富有弹性的胶质的棍子，包围着神经，并保护着它。但脊索能承受的压力有限，所以慢慢地，脊索开始骨化，最后就形成了脊椎。

脊索

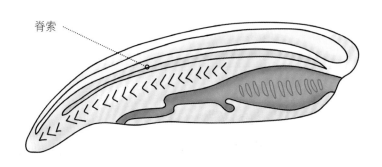

早上的你会比晚上稍微高一点，这是因为脊椎经过一天的受压，长度缩短了，休息后就会恢复了。

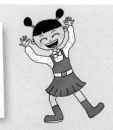

想一想，当我们大笑的时候，身体是不是不由自主地往前倾？其实，大笑会给脊椎带来很多压力。

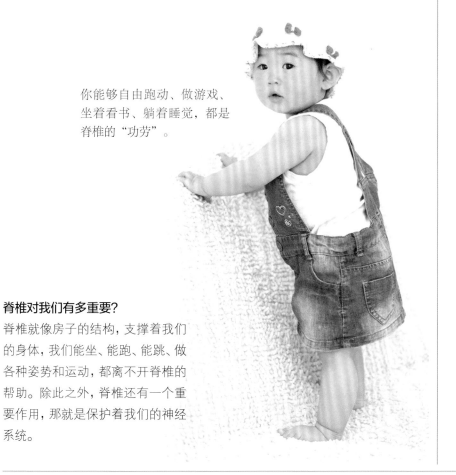

你能够自由跑动、做游戏、坐着看书、躺着睡觉，都是脊椎的"功劳"。

脊椎对我们有多重要？

脊椎就像房子的结构，支撑着我们的身体，我们能坐、能跑、能跳、做各种姿势和运动，都离不开脊椎的帮助。除此之外，脊椎还有一个重要作用，那就是保护着我们的神经系统。

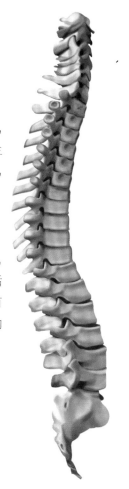

脊椎为什么是S形的？

从侧面观察我们的脊椎，你会发现它呈S形，据说这种形状能较好适应直立行走和坐立的生活方式，帮助我们维持身体平衡和迈动双脚，不过也让脊椎承受了更大的压力。

脊椎为什么一节一节的？

脊椎既要保护神经，但又不能限制身体的活动，否则很容易在进化过程中被淘汰。所以骨化后的脊椎又形成了一节一节的骨头，这让身体有了灵活性，顺带还让身体内的器官有了强大的支撑和保护。

从黑猩猩到人，看人类脊椎的进化过程

从四肢爬行的黑猩猩，一直到可以直立行走的人类，这个过程其实能够看出脊椎的进化过程。

 我们的脊椎有一定的弧度，所以可以抬头，小猪的脊椎却是直直的，这就注定小猪抬不了头看天空，它只能躺着四脚朝天地看天空。

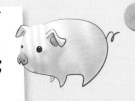

太空中没有重力，脊椎间的压力没有了，间距加大，所以有的宇航员在太空中的身高会增加。

头骨里有多少骨头？

大脑的安全感一定是来自头骨，它就像个坚硬的头盔，保护着大脑不受伤害。除此之外，它还收留了眼睛、耳朵、鼻子、嘴巴。不过，你知道吗，这个坚不可摧的"头盔"是由很多块骨头严丝合缝地拼在一起的。

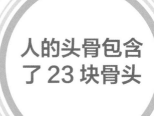

人的头骨包含了 23 块骨头

前额位置的这块骨头叫额骨。

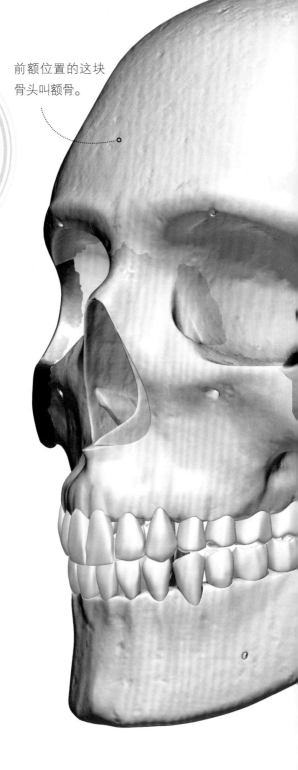

数一数头骨里的骨头

我们知道头骨里一共有 23 块骨头，这些骨头都是如何分布的呢？先来看看头骨上方圆圆的部分，它叫脑颅骨，由 8 块骨头组成，特别坚硬。接下来是脸的部分，属于面颅骨，有眼睛、鼻子、嘴巴，还有两侧的耳朵，这些骨头一共有 15 块，它们大多都成双成对地出现。

婴儿的头骨为什么能伸缩？

婴儿的头骨是很软的，而且富有弹性。出生前的宝宝，他们的头骨有两个明显的缝隙，这就是囟门。这样从妈妈肚子里出来的时候，头骨可以适当伸缩，从而帮助他们顺利出来。所以，刚出生的宝宝，有的头是尖尖的，不过长着长着就正常了。

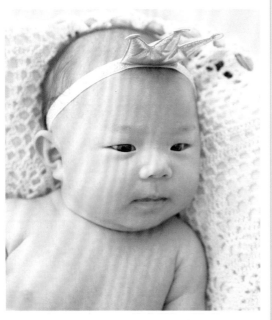

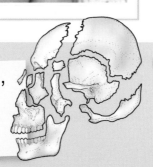

欧洲人的头骨和我们的不太一样，我们的头骨更圆一点。

鼻子处有很多软骨，所以特别容易骨折，和小朋友玩耍的时候要保护好鼻子哦。

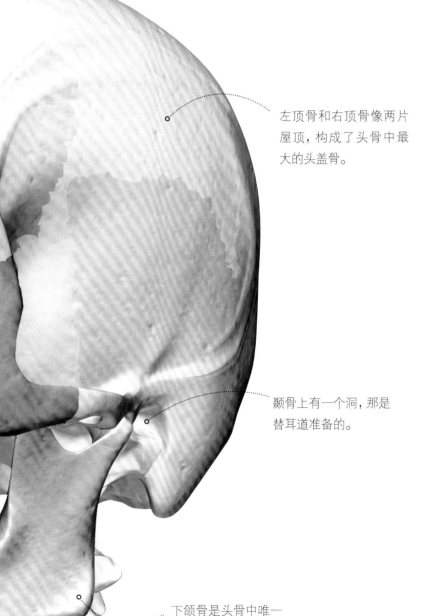

左顶骨和右顶骨像两片屋顶，构成了头骨中最大的头盖骨。

颞骨上有一个洞，那是替耳道准备的。

下颌骨是头骨中唯一可以活动的骨头。

动物的头骨长啥样?

自然界中，只有极少数的动物长着头骨，据估计大概是 58 000 种，这个数字都不到动物总数的 0.05%。尽管如此，这些动物的头骨依旧千姿百态，其中有一些动物的头骨很有特点。

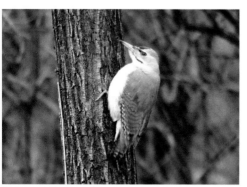

啄木鸟
啄木鸟的头骨比人类的更坚硬，而且头骨内侧还特别平滑，这就使得它们能不停地用头撞击树木而安然无恙。

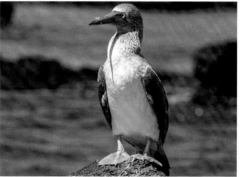

鲣鸟
鲣鸟也有着坚硬的头骨，而且没有鼻孔，所以它们能以每小时 60 千米的速度扎入水中而不会受伤。

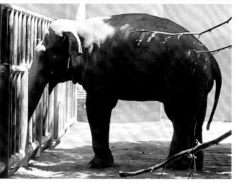

大象
大象头骨鼻子的部分是空腔，所以它们的头骨看起来特别奇怪。

蓝鲸的下颌骨是世界上最大的骨头，它一张口能吞进 700 000 只左右的磷虾。

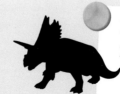

五角龙的头骨是陆地动物中最大的，大概有 3 米，相当于 1 层楼高。

关节：将骨骼连接起来

手臂、腿、手掌、脚掌……是怎么关联的？

　　骨头都是一块一块的，还那么坚硬，我们是如何做出下蹲、起立、勾手指、晃动手腕等动作的呢？这就不得不提到关节，一个将骨骼与骨骼连在一起并能配合着做出各种动作的组织。

人体有多少关节？

　　人体大概有超过 200 个动关节，其中，有明确命名的有 78 个，比如肩关节、指关节、肘关节等。另外，还有很多关节没有明确命名，就像脊柱里那些非常多又非常小的关节。

关节为什么会发出咔嗒响？

当我们不小心掰到指头的时候，会听见里面传来一声咔嗒响，这个响声是从哪里来的？原来在关节和关节之间存在着缝隙，里面流动着一种液体叫关节液。当关节活动的时候，关节会分开，关节液中的气体会因压力形成一个泡，当关节合起来的时候，泡泡会因受到挤压而破裂，响声就是这么造成的。

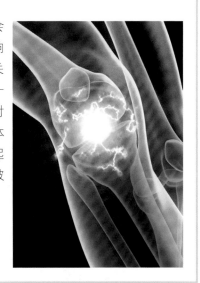

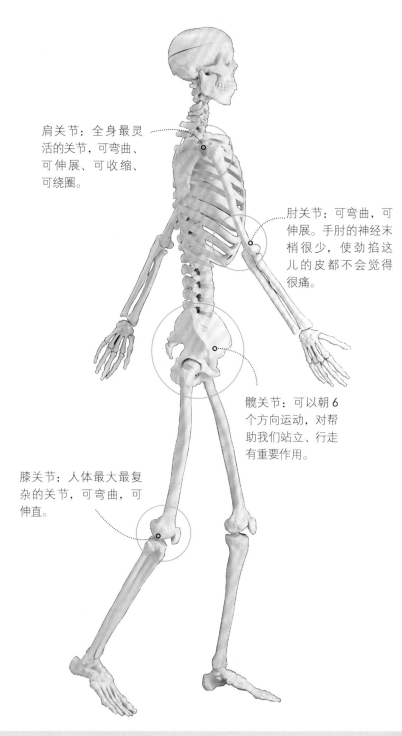

肩关节：全身最灵活的关节，可弯曲、可伸展、可收缩、可绕圈。

肘关节：可弯曲，可伸展。手肘的神经末梢很少，使劲掐这儿的皮都不会觉得很痛。

髋关节：可以朝 6 个方向运动，对帮助我们站立、行走有重要作用。

膝关节：人体最大最复杂的关节，可弯曲，可伸直。

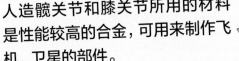

人造髋关节和膝关节所用的材料是性能较高的合金，可用来制作飞机、卫星的部件。

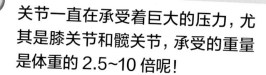

关节一直在承受着巨大的压力，尤其是膝关节和髋关节，承受的重量是体重的 2.5~10 倍呢！

看看你的关节是如何工作的

相信你对关节应该有了基本的认知了，但对它们是如何配合骨骼开展工作的，估计还缺少一点更直观的感受。下面是一位正在打球的人，看看哪些关节参与了这项运动吧！

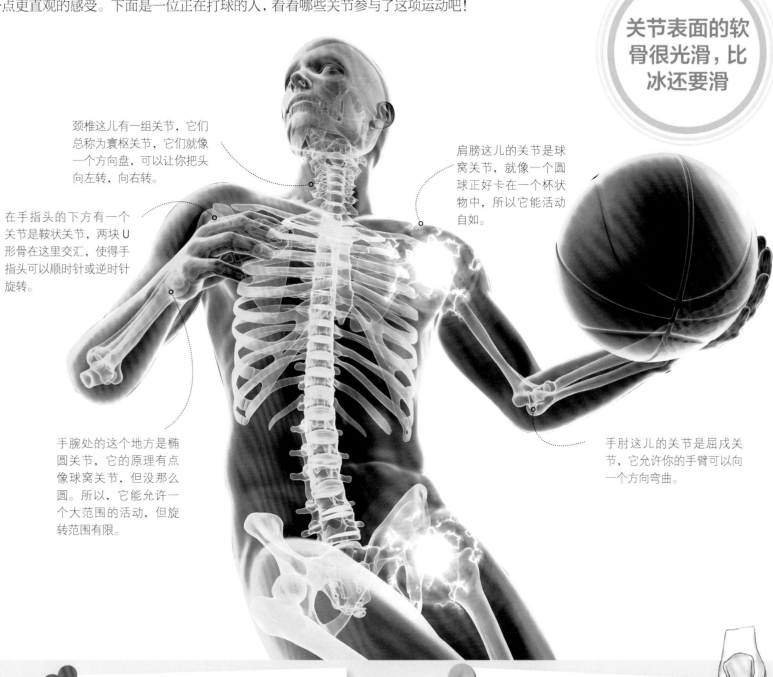

关节表面的软骨很光滑，比冰还要滑

颈椎这儿有一组关节，它们总称为寰枢关节，它们就像一个方向盘，可以让你把头向左转，向右转。

肩膀这儿的关节是球窝关节，就像一个圆球正好卡在一个杯状物中，所以它能活动自如。

在手指头的下方有一个关节是鞍状关节，两块 U 形骨在这里交汇，使得手指头可以顺时针或逆时针旋转。

手腕处的这个地方是椭圆关节，它的原理有点像球窝关节，但没那么圆。所以，它能允许一个大范围的活动，但旋转范围有限。

手肘这儿的关节是屈戌关节，它允许你的手臂可以向一个方向弯曲。

 肩关节是全身最灵活的关节了，也是全身唯一能 360° 旋转的关节。

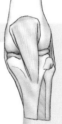 人体光有骨骼、关节还不能运动自如，还需要提供动力的骨骼肌和维持稳定的韧带。

肌肉：带动骨骼动起来

最大、最小、最强、最忙……的肌肉都在哪儿？

说起坐、立、跑、跳，以及做各种各样的活动，没有骨骼的确完成不了，但是光有骨骼，没有肌肉的参与也没法完成。肌肉附着在骨骼上面，像一对有默契的小伙伴，让我们可以尽情地做各种动作。

肌肉有多少种？

肌肉不仅有附着在骨骼上的骨骼肌，还有带动心脏跳动的心肌，以及分布在各个内脏器官的平滑肌。

那些小有名气的肌肉

最大的肌肉：臀大肌，不仅能让身体保持直立，还能让臀部更有力量。

最强的肌肉：咬肌，吃东西的时候由它负责打开和关闭下巴。

最忙的肌肉：心肌，从不停顿地带动着心脏跳动，一年估计能跳 4 000 万次。

最小的肌肉：镫骨肌，藏在耳朵里，用来支撑镫骨的一块小肌肉，只有 1 毫米长。

最长的肌肉：缝匠肌，从大腿斜着伸向膝盖的肌肉，是全身最长的肌肉。

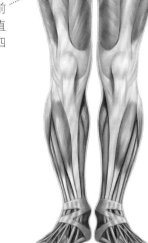

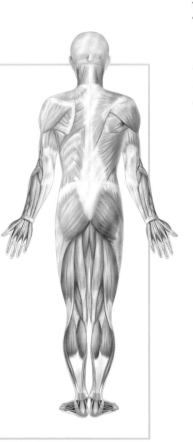

我们皱眉时，是枕额肌在牵拉头皮向前伸缩。

三角肌可以协助我们向前、向后摆臂，从各个方向抬起手臂。

手臂向前、向内牵拉或转动时要用到胸大肌。

肱二头肌收缩能弯曲肘关节。

保护和支撑腹部器官要用腹横肌。

腹直肌能够让身体前屈、收紧腹部。

行走、跑步、前踢的动作中伸直膝关节，由股四头肌帮忙完成。

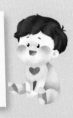
据研究，人在笑的时候会动用几块至几十块肌肉，微笑时会用到 17 块面部肌肉。

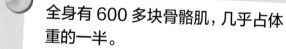
全身有 600 多块骨骼肌，几乎占体重的一半。

看看你的肌肉是如何工作的

　　肌肉是如何工作的？你和小朋友扳过手腕吗？掰手腕依靠的就是手臂的肌肉。还有一点，你可能想不到，在我们的面部骨骼上覆盖着一层层的面部肌肉，而这些肌肉的另一端附着在面部皮肤上，肌肉收缩就会拉扯到皮肤，这样就形成了各种各样的表情。

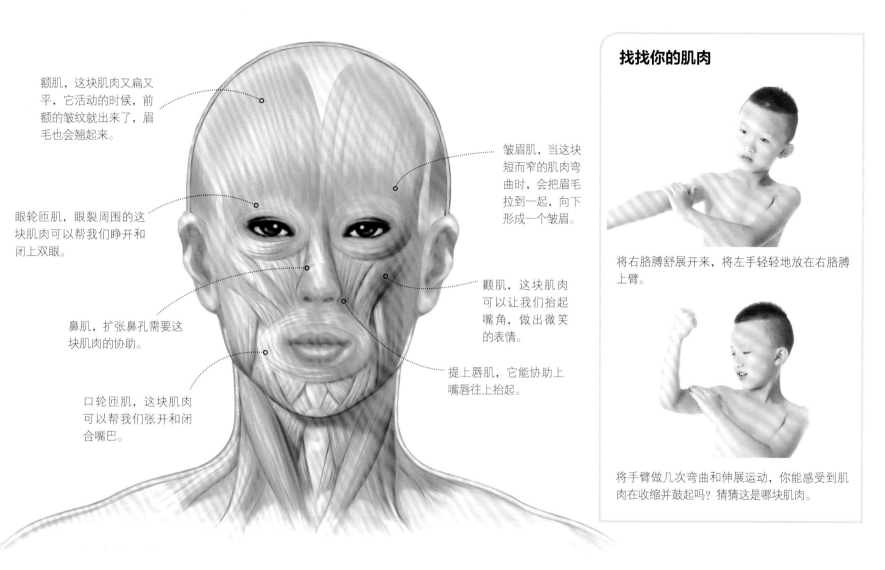

额肌，这块肌肉又扁又平，它活动的时候，前额的皱纹就出来了，眉毛也会翘起来。

皱眉肌，当这块短而窄的肌肉弯曲时，会把眉毛拉到一起，向下形成一个皱眉。

眼轮匝肌，眼裂周围的这块肌肉可以帮我们睁开和闭上双眼。

颧肌，这块肌肉可以让我们抬起嘴角，做出微笑的表情。

鼻肌，扩张鼻孔需要这块肌肉的协助。

提上唇肌，它能协助上嘴唇往上抬起。

口轮匝肌，这块肌肉可以帮我们张开和闭合嘴巴。

找找你的肌肉

将右胳膊舒展开来，将左手轻轻地放在右胳膊上臂。

将手臂做几次弯曲和伸展运动，你能感受到肌肉在收缩并鼓起吗？猜猜这是哪块肌肉。

 眼裂周围的眼轮匝肌是运动最快的肌肉，眨一次眼只需 100~150 毫秒，一分钟能眨 15~20 次。

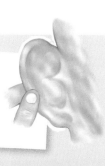 猫咪每只耳朵都有 32 块肌肉，而人耳肌肉较少且已退化，所以猫咪耳朵特别灵活。

第五章
我们如何感知世界

在我们的周围，充满了大量的信息，比如说草是绿的，火车会发出"呜呜"声，妈妈身上香香的，糖果是甜的，摔一跤会疼……那么，我们是如何感受到这一切的呢？这些图像、声音、气味、味道，还有各种感受从何而来？不急，在这一章里，我们会带领你好好感知这个世界！

为什么眼睛能看见东西？
感冒的时候，为什么会流鼻涕？
为什么我们能听见各种各样的声音？

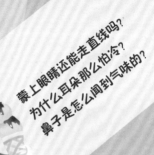

嘴巴为什么能尝到各种各样的味道？
生病了，为什么那么害怕吃药？
冬天，耳朵、鼻子、嘴巴都怕冷，
那眼睛怕冷吗？

蒙上眼睛还能走直线吗？
为什么耳朵那么怕冷？
鼻子是怎么闻到气味的？

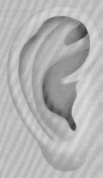

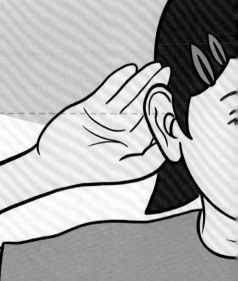

"千里眼""顺风耳"真的存在吗

《西游记》里有两位神仙：一位"千里眼"，能看到千里之外；还有一位"顺风耳"，能听八方之音，简直太厉害了！小朋友，你知道吗，其实你的视觉、听觉、嗅觉、触觉也超级厉害呢！

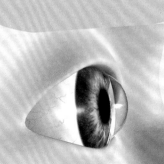

眼睛能看多远？

在天气晴朗的日子里，不借助任何工具，人眼能看到 27 千米外的一点火光；如果在海面上，人眼能看到 25 千米外的一艘船只；如果把你放在珠穆朗玛峰上，人眼甚至能看到 320 千米外的东西"千里眼"了。

触觉有多灵敏？

人类的触觉要比很多动物都灵敏，其中手指和嘴唇的灵敏度格外出色。你的手指能感受到 13 纳米的物体差别。

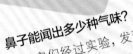

鼻子能闻出多少种气味？

科学家们经过实验，发现从理论上来说，人类可以辨别至少 1 万亿种气味。而且，嗅觉的记忆功能比其他感觉都要强烈，就像婴儿凭借奶味就能准确地找到自己的妈妈。

耳朵能听到多少种声音？

耳朵每时每刻都在接收着声音，即便我们睡着了它还在接收。而且，我们的耳朵特别灵敏，能分辨出 40 万种不同的声音，小到一根针掉在地上，大到火山爆发都能听见。就像"顺风耳"能耳听八方一样，我们的耳朵也能接收来自四面八方的声音。

睁开眼睛看世界

人体"照相机"

蓝蓝的天，白白的云，美丽的花，绿绿的草……还有最爱的爸爸妈妈，能看到这些美好的东西，靠的正是我们的眼睛。眼睛就像一部相机，把看到的都拍成照片，接着传递给大脑，然后便深深地储存在我们的记忆中。

从外界获得的信息中，有 80%~90% 来自眼睛

眼睛为什么能看到东西？

小小的眼睛，构造却相当精密，分成了角膜、晶体、玻璃体、视网膜和视神经等几个部分。如果说眼睛是一部相机，那么晶体便相当于镜头，视网膜就是底片。眼睛能看到东西是因为有光进入了眼睛，光线经过晶体和角膜的折射后，视网膜上就会呈现出物体的样子，眼睛就这样看到了东西。

角膜是透明的，在眼球的前方。

外界的光线是通过瞳孔进入眼睛里的。

晶体像盘子，从远处或近处看东西时，会改变形状。

你知道吗？

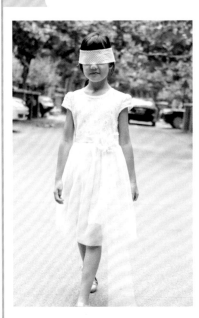

为什么蒙上眼睛就走不了直线？

走路时，两条腿是受大脑控制的，而大脑又是根据眼睛提供的信息来判断方向。所以，一旦眼睛被蒙上了，相当于大脑失去了信息来源，无法有效控制行走的方向。加上我们的双腿不是完全一样长的，迈出双腿时，步子的大小是有差别的，所以走着走着就会偏离方向。

光线变暗时，瞳孔会变大，增加进入眼睛的光线。

光线变强时，瞳孔会变小，减少光线的刺激。

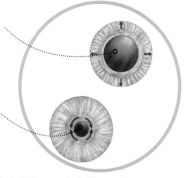

为什么从阳光下走进昏暗的屋里会突然看不清了？

视网膜上有两种感光细胞，一种对强光敏感，一种对弱光敏感。在阳光下，主要由感受强光的细胞负责感光，突然走进昏暗的屋子里，感受强光的细胞停止了工作，而感受弱光的细胞还没准备好工作，就这样，我们暂时性地看不清东西了。

 在刚出生的宝宝眼中，这个世界只有黑、白、灰三种颜色。

 你知道我们一天里会眨多少次眼睛吗？答案是约 14 000 次，你能感觉到吗？

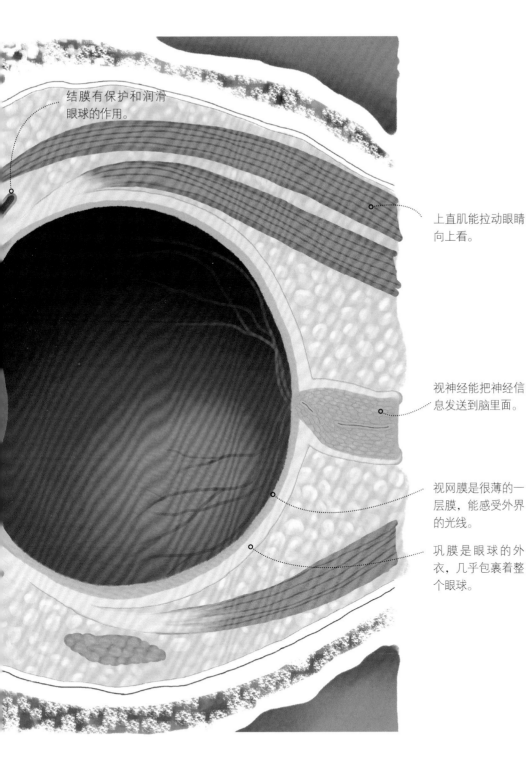

结膜有保护和润滑眼球的作用。

上直肌能拉动眼睛向上看。

视神经能把神经信息发送到脑里面。

视网膜是很薄的一层膜，能感受外界的光线。

巩膜是眼球的外衣，几乎包裹着整个眼球。

我们能看多远、多广？

当有人在背后叫我们时，我们是不是需要回头才能看见叫我们的人？试想一下，如果我们不转脖子，不转身子，我们还能看到多大范围？

视野

当头和眼睛都保持不动的时候，眼睛所能看到的范围就叫作"视野"，人眼的视野范围一般称为视角。

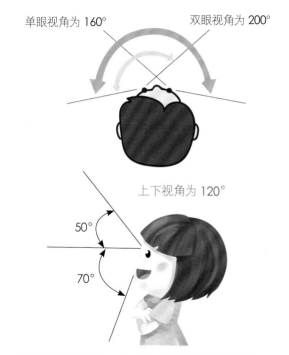

单眼视角为 160°　　双眼视角为 200°

上下视角为 120°

50°

70°

视野范围和环境也有关系，当我们快速运动时，眼睛来不及处理，视野就会变窄。想一想，坐过山车下坡的时候，就算你睁大双眼，你能看清周围的物体吗？

为什么海盗总要蒙上一只眼睛？那是为了能更好地适应船舱外明亮的环境和船舱里昏暗的环境。

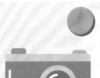
人眼的像素大概是 5 亿多，比大多数码相机的像素还要高。

眼中的世界为什么是彩色的?

在我们的眼中,这个世界是五彩缤纷的,草是绿的,天是蓝的,云是白的,花儿是五颜六色的……我们的眼睛如此神奇,将这么多颜色分辨得清清楚楚。

看到彩色的秘密

在眼睛视网膜的背面分布着 1.27 亿个感光细胞,它们有的呈锥形,有的呈杆状。其中,大约有 1.2 亿个视杆细胞对弱光比较敏感,让我们在夜间能看到黑白色;另外还有约 700 万个视锥细胞,里面包含着红、绿、蓝三种感光色素,三种颜色不同搭配,组合出一个五颜六色的世界。

红、绿、蓝组合出的七彩世界

视锥细胞里只含有红、绿、蓝三种感光色素,但为什么我们看到的颜色不仅仅这三种,而是更多的颜色呢? 其实,红、绿、蓝就是光的三原色,其他颜色都是这三种颜色搭配出来的混合色。

任何两种颜色都能搭配组合出一种新的颜色。

黄光是红光和绿光的混合色。

蓝光与绿光混合在一起是青光。

红光和蓝光混合产生品红光。

红光、绿光、蓝光混合在一起就形成了白色。

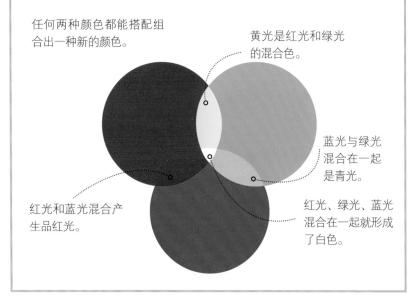

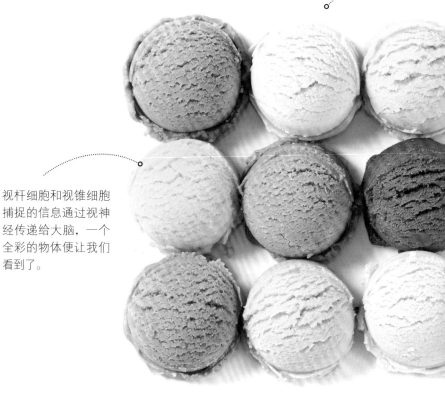

在明亮的光线下,视锥细胞可检测到物体的颜色和细节。

视杆细胞和视锥细胞捕捉的信息通过视神经传递给大脑,一个全彩的物体便让我们看到了。

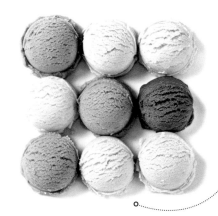

在视杆细胞的作用下,物体只有明暗之分,所以看上去是灰的。

 除了红光、绿光和蓝光,鸟类对紫外线也很敏感,所以它们能看到很多人类看不到的颜色。

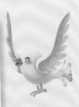

我们的眼睛可以分辨多达 1 000 万种不同的颜色,其中看到的绿色比别的颜色要多。

眼中的世界为什么是立体的?

眼睛就像一台照相机,那我们看到的东西应该是平面的才对啊,可为什么我们看到的它们却是立体的呢,看 3D 电影时感觉更强烈,为什么?

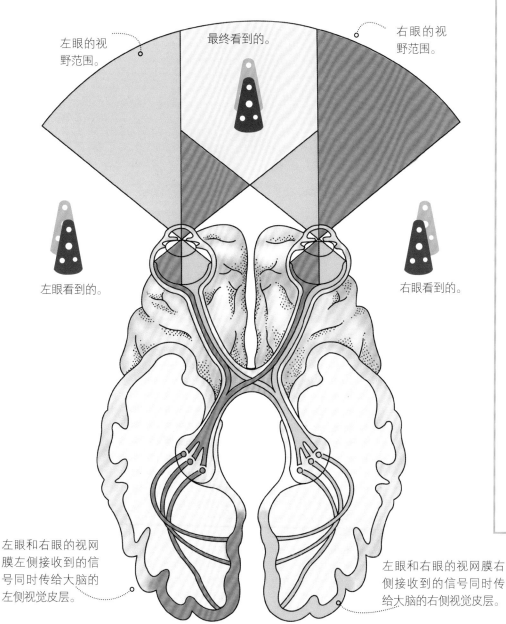

左眼的视野范围。

最终看到的。

右眼的视野范围。

左眼看到的。

右眼看到的。

左眼和右眼的视网膜左侧接收到的信号同时传给大脑的左侧视觉皮层。

左眼和右眼的视网膜右侧接收到的信号同时传给大脑的右侧视觉皮层。

立体的秘密

前面说过,左眼和右眼都有自己的视野范围,叫视角。来自左眼的数据会传递给大脑,同时,来自右眼的数据也传递给了大脑,大脑的视觉中心会将这两份数据进行比较,最后就会组合成一张立体的图像。

奇妙的 3D 体验

看 3D 电影时,电影里的画面瞬间立体了起来,而且仿佛就在你身边,你时不时能感受到有东西向你扑面而来,那种体验是不是很奇妙? 其实,3D 电影正是模仿眼睛的原理制作出来的。就像左右眼,3D 的画面也用两台摄像机拍摄,然后将两个画面拼接起来,这样我们就看到了一个立体的画面。

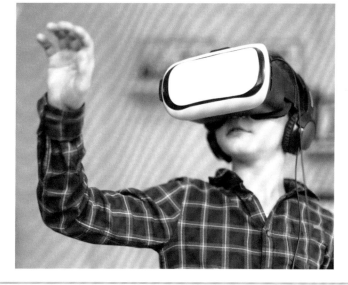

看 3D 电影时用的眼镜叫偏振眼镜,现在已经开发出裸眼 3D,不需要借助眼镜就能看到 3D 效果。

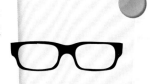

螳螂是已知唯一拥有立体视觉的昆虫,就像天生戴上了一副 3D 眼镜。

眼睛也会"欺骗"我们

真的是"眼见为实"吗？不一定哦，不然怎么会有下面这些奇奇怪怪的"视觉错觉"呢，一起来挑战一下我们的视觉吧！

不要被这幅图欺骗了哟，你看大树的颜色还是黑白的呢！

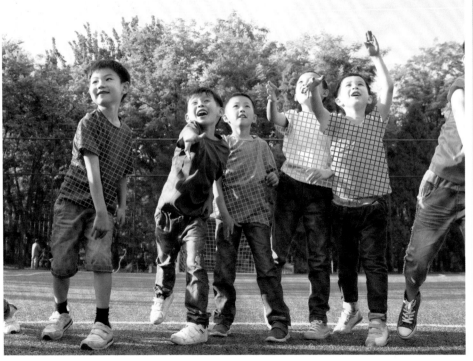

黑白图还是彩色图？

你能想象吗，这其实是一张黑白图，只不过加上了彩色的网格线，但是你的大脑自动对色彩进行了弥补，所以你以为看到了一张彩色图。

这些线都是直线吗？

看一下这张图，中间那些白线是左右宽窄一样的吗？估计很多人第一眼看上去都不是。其实，它们不仅是笔直的，而且还是相互水平的，视觉又和我们的大脑开了一个玩笑，那些黑色的线条影响了我们的判断，给我们造成了一个错觉。

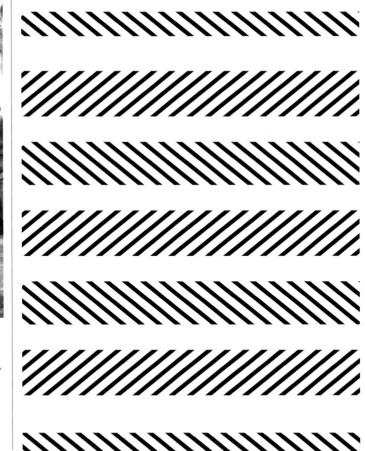

有没有发现，快要落山的太阳看起来比大中午的太阳大，这是眼睛和我们开了个"视觉错觉"的玩笑。

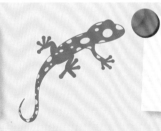
变色龙能根据周围环境改变自己身体的颜色，这样就能迷惑其他动物的眼睛，保护自己。

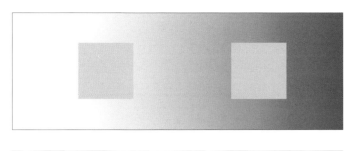

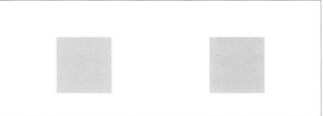

正方形的灰度一样吗？

先来看看上面那张有渐变灰色背景的图，两个正方形的灰度和亮度是不是不一样？但是如果把灰色背景去掉，就得到了下面那张图，你再仔细看看，两个正方形的灰度和亮度还有差别吗？居然是一样的，为什么会有这种错觉呢？那是因为眼睛中的神经细胞对明处和暗处的反应不一样。

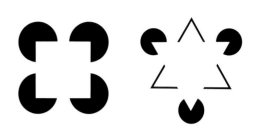

不存在的形状

看看这两张图的中间，你一定能看到左边有一个正方形，右边有一个三角形吧。但其实，这两个形状并不存在。你之所以能看到它们，是因为大脑替你脑补出来的，它以为黑色部分是圆形的，所以分别假设出一个正方形和一个三角形遮挡了黑色部分。

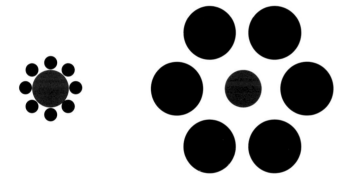

红点的大小一样吗？

猛一看，是不是觉得左边的红点明显大于右边的红点？错了，人脑中处理视觉的部分会通过比较物体和旁边的物体来判断大小。在这张图里，圆点周围的黑圈欺骗了你的大脑，让你觉得左边的红点大，右边的红点小，但其实它们一样大。

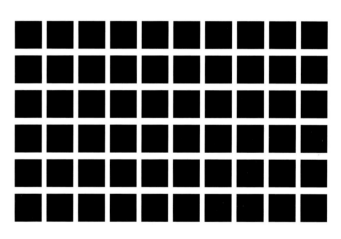

赫曼方格

这张图分布着很多黑色方格，当你注视黑色方格中间的某一块白色区域时，你会发现，其余的白色空间都变灰了。但其实它们都是白色的，这又是视觉产生的错觉。这张图是德国科学家赫曼提出来的，所以叫赫曼方格。

 站在一段笔直的马路往远处看，你会发现马路变得越来越窄。其实马路还是那么宽，只是眼睛产生了错觉。

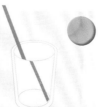 把一根木棍插进装着水的水杯，你会发现木棍看起来弯曲了，这也是眼睛在光线的影响下形成的错觉。

竖起耳朵听声音

人体"收音机"

提到耳朵，你最先想到的应该是脸颊两侧那两个半圆形的小扇子，那是耳郭，属于外耳的一部分。声音就是伴随着空气振动，通过耳郭继续向中耳传递，最后传到内耳，产生电信号传递给大脑，我们就这样听到了声音。

迷宫一般的内耳

如果把耳朵比喻成一台收音机，那外耳毫无疑问是这台收音机的天线，负责把外界的声音汇聚起来，送到中耳。声音伴随着振动，由中耳继续向内耳传递。来到内耳，声音就像进入了一个迷宫。在内耳里有一个螺旋形的腔，弯曲盘旋约两圈半，结构精妙，因为很像蜗牛的壳，所以叫耳蜗，它可是和听觉紧密相关的器官。

人最低能听到0分贝的声音，一根针掉在地上也能被听到

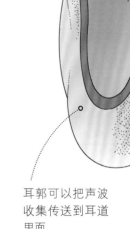

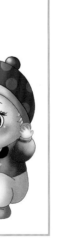

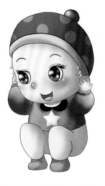

耳郭可以把声波收集传送到耳道里面。

你知道吗？

声音为什么会不同？

有没有发现，听自己的录音会有一点陌生的感觉，这是怎么回事？其实，声音传入耳朵的方式有两种：通过空气振动的"空气传导"和通过颅骨传递振动的"骨传导"。自己说话时多是通过骨传导，听录音则多是通过空气传导，方式不同，听到的声音自然也会不同。

飞机上升和下降时为什么要咽口水？

飞机上升和下降时，耳朵总有嗡嗡的响声，这是因为气压发生了改变，从而引起中耳鼓室中的鼓膜发生变形。这个时候如果做类似嚼口香糖的咀嚼和吞咽口水的动作，就会令鼓室和咽喉中间的一条秘密通道打开，这样鼓室的气压就与外界相等，就不会有嗡嗡声了。

怕冷的耳朵

到了寒冷的冬天，鼻子、眼睛都能轻松地暴露在外面，尤其是眼睛根本感觉不到寒冷。可耳朵就不行了，一受凉就容易长冻疮，这大概是因为耳朵薄薄的皮肤下就是软骨，几乎没有什么脂肪来御寒。另外，耳朵分布的大多为末梢毛细血管，流经的血液比较少。

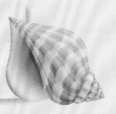

把海螺放在耳边就能听到海浪的声音？这是周围环境中的声音进入海螺里形成的共振。

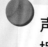

声音超过90分贝就会对耳朵造成损伤，你可以想象一下公交车在你耳边不停地按喇叭是什么感受。

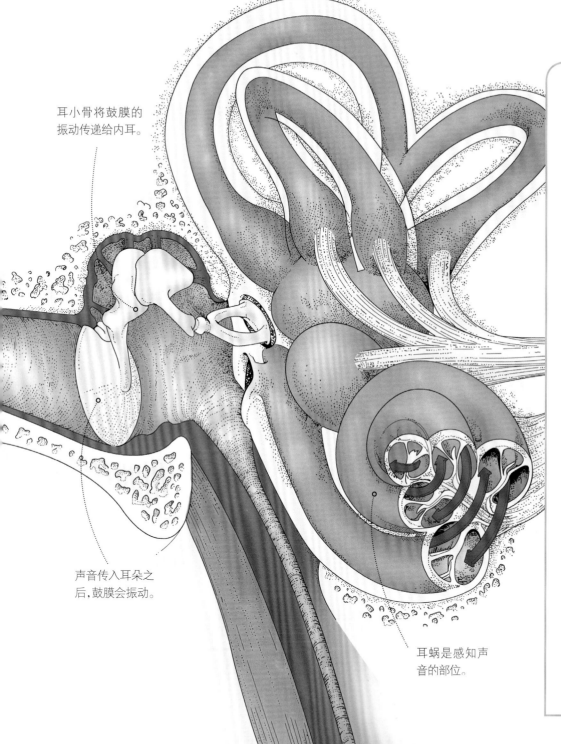

耳小骨将鼓膜的振动传递给内耳。

声音传入耳朵之后，鼓膜会振动。

耳蜗是感知声音的部位。

晕车也跟耳朵有关?

生活中，有很多人在坐车、坐船的时候会感觉眩晕，那你能想到这一切居然和耳朵有关吗？内耳中除了耳蜗，还包括了半规管和前庭，这两个部位不管听觉，只管帮助我们身体保持平衡。

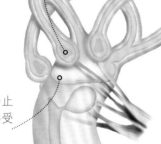

半规管：头部转动时，它负责感受身体旋转、前后运动、左右运动时的变化。

前庭：头部静止时，它负责感受身体的位置。

晕车是如何产生的：坐车时，身体相对车窗内的物体是静止的，所以，眼睛看到的是活动的物体，而耳朵则是处于相对静止的状态，它们两个传达给大脑的信息就会出现偏差，眩晕感就是这么来的。

 嘈杂的环境中，我们的耳朵能自动过滤声音，只接收我们想听的声音。

 声音通过空气的振动得以传播，所以在真空中我们听不到任何声音。

小小鼻子闻气味

人体气味"感受器"

很难想象，如果人类失去嗅觉会怎样，吃饭的时候闻不见饭香，赏花的时候没了花香，就连妈妈身上的味道也没了……可见，能闻到气味有多重要。可是，你想过没有，这些气味是从哪儿来的？我们又是如何感知到的呢？

嗅觉细胞顶端的嗅纤毛上有388种气味受体

鼻子是如何闻气味的？

自然界中有2万种以上的微粒会产生气味，当它们跟随空气进入我们的鼻子后，会附着在鼻腔的黏膜上。黏膜上分布着大量的嗅觉细胞，它们是嗅觉的感受器，捕捉到微粒后会产生神经冲动，然后这些冲动会经过嗅神经和嗅球传递给大脑，这样我们就产生了各种各样的嗅觉。

嗅球是生长在脑外的脑组织。

空气中产生气味的颗粒由鼻孔进入鼻腔。

你知道吗？

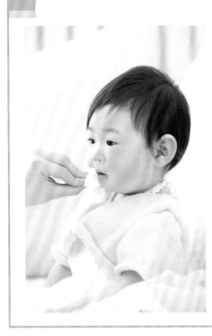

感冒时为什么会流鼻涕？

当病毒入侵我们的身体后，我们就可能会感冒。感冒后病毒在鼻腔内穿行活动的时候，会刺激鼻黏膜，令它充血、肿胀、发炎，然后就会分泌出大量的黏液，这些黏液就是鼻涕。

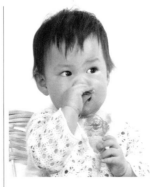

刚刚闻到的臭味怎么闻不到了？

厕所的味道好难闻啊，可是在里面待了一段时间后，你会发现，咦，怎么没那么臭了，是臭味消失了吗？没有，臭味还是那个臭味，但是由于我们一直处在这种气味中，嗅觉会产生疲劳，慢慢地对这种气味就不再敏感了。

喝药时捏住鼻子就感觉不到苦了吗？

不会！因为鼻子和嘴巴是两个不同的器官，鼻子负责嗅觉，嘴巴负责味觉，而苦味属于味觉。所以，喝药时捏住鼻子并不会减少药的苦味，但因为捏住鼻子，所以我们只能张大嘴，药就能趁机灌进去了。

每天，健康人的鼻子会产生近1升的鼻涕，但大部分会被我们吞进肚子里。

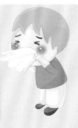

打喷嚏时产生的力量很强大，飞沫最远能飞出数米。

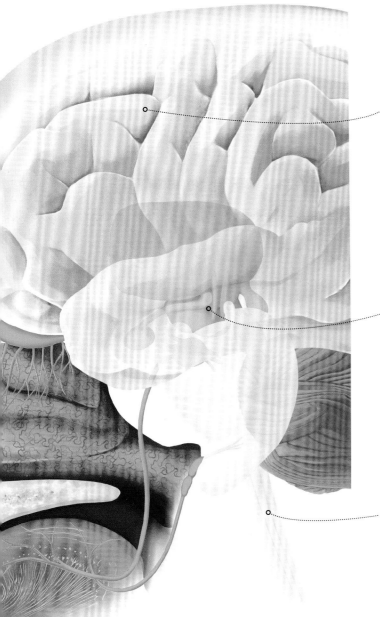

大脑皮质能把嗅觉和味觉、记忆与情绪结合起来。

丘脑从延髓接受味觉信息，把这些信息传送出去。

延髓把脑神经发送的味觉信息发送给丘脑。

身兼数职的鼻子

作为嗅觉感受器，鼻子能帮我们辨别各种气味。除此以外，鼻子还有两个特别重要的功能，一是呼吸，二是共鸣，也就是发声的时候能增强音量。这里要重点说说它的呼吸功能。

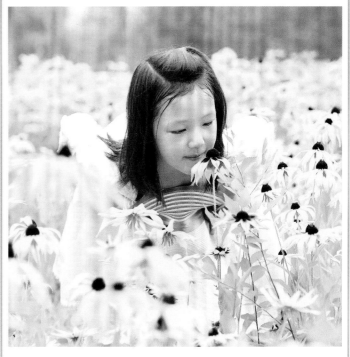

加湿

空气在鼻子里穿行的时候，鼻腔内的鼻腔黏膜就像加湿器，调节着空气的温度和湿度，保证它们进入肺部时维持一定的温度和湿度。

过滤

空气中可能会含有粉尘等有害物质，鼻前庭中的鼻毛可以抵挡一部分较大的有害物质，起到清洁过滤的作用。

鼻腔里有一层薄薄的鼻黏膜，上面分布着血管。一旦遭遇外来刺激，血管会破裂，鼻子就会流血。

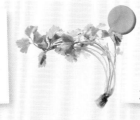

狗的嗅黏膜面积比人类的嗅黏膜面积大得多，嗅觉细胞数量也更多。因此，狗发现气味、分辨气味的能力远超人类。

张开嘴巴尝味道

人体味觉"检测器"

藏在口腔里的秘密真不少，比如，我们如何能分辨出糖是甜的，醋是酸的，苦瓜是苦的，盐是咸的呢？或许你以为这是舌头的功劳，确实是，但又不完全是，一起来解密吧！

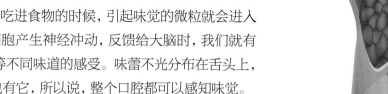

成年人约有
3 000 个味蕾，
每个味蕾中有
味细胞
4~20 个

味蕾：感知味觉全靠它

舌头表面有很多细小的突起，叫舌乳头。有些舌乳头里含有味蕾，当我们吃进食物的时候，引起味觉的微粒就会进入味蕾，刺激味蕾细胞产生神经冲动，反馈给大脑时，我们就有了酸、甜、苦、咸等不同味道的感受。味蕾不光分布在舌头上，口腔黏膜的表面也有它，所以说，整个口腔都可以感知味觉。

你知道吗？

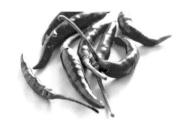

辣居然不是味觉？

酸、甜、苦都是味蕾感受到的味道，而辣则是因为辣椒素与口腔内的一种受体蛋白质结合，刺激了痛觉神经，传递给大脑后感知的。所以，它是一种痛觉，而不是味觉。

为什么孩子不爱吃药？

还记得吃药的痛苦经历吗？妈妈也很困惑，明明药没那么苦，为什么孩子就一直嚷嚷着药苦呢？没准这真怪不了孩子，感受苦味的味蕾细胞在婴儿时期是最多、最发达的，随着长大慢慢减少，这就是为什么大人不觉得苦而孩子却觉得特别苦。

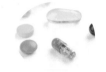

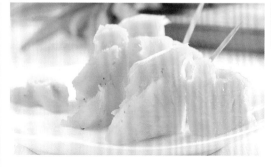

为什么泡了盐水的菠萝会更甜？

味道之间的关系很微妙，比如，咸能增强甜味，这就是为什么菠萝用淡盐水泡过后会更甜；甜能减少苦味，喝咖啡的时候加点糖，咖啡就不会那么苦了。

味觉会受温度的影响，20~30°C时最敏感，所以当冰激凌化成奶昔后，你会觉得它格外甜腻。

和我们不一样，蝴蝶的味觉器官长在脚上，不仅能尝出甜味，还能辨别出咸味和苦味。

人类舌头的基本味觉区域在口腔中的部位

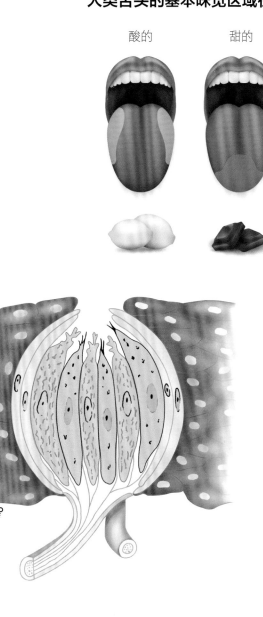

酸的　　　甜的　　　苦的　　　咸的

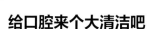

舌的表面有很多细小的突起，我们的味蕾就分布在这些小突起的侧壁上。

给口腔来个大清洁吧

我们每天吃进去那么多东西，口腔里不可避免地会留下食物残渣，在口腔温暖潮湿的环境下，特别容易滋生各种细菌。为了灵敏的味觉，为了健康的口腔，一定要做好清洁工作哦！

刷牙
早上起床后、晚上睡觉前一定要刷牙。

刷舌头
舌头上附着了好多食物残渣等，刷牙的时候可以用软毛刷轻轻地刷一刷舌头。

漱口
吃完饭后，可以用清水漱漱口，能冲去不少食物残渣。

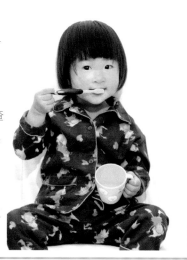

味觉和嗅觉关系很紧密，想一想，重感冒的时候是不是吃东西没那么香了？

运动久了肌肉会酸痛，但舌头作为骨骼肌，一直活动也不会累。

热、冷、痛等感觉从哪里来

揭开身体感知冷、热、痛的秘密

夏天会觉得热，冬天会觉得冷，受伤了会觉得痛，果冻吃起来弹弹的，豆腐吃起来嫩嫩的，有沙子进入眼睛会有异物感……这么多的感觉从何而来？我们又是如何感知到它们的呢？

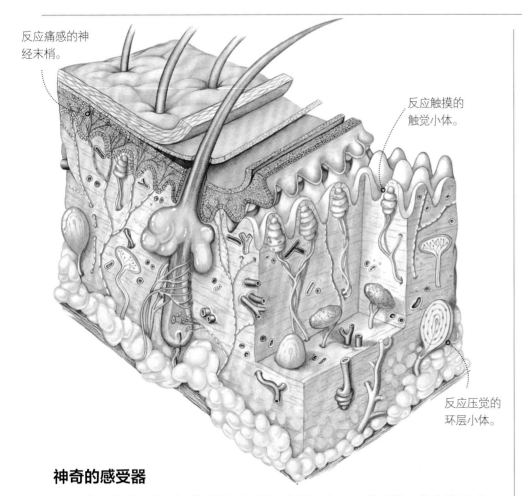

反应痛感的神经末梢。

反应触摸的触觉小体。

反应压觉的环层小体。

神奇的感受器

皮肤上分布着不同种类的感受器，分别对应了 5 种感觉。当皮肤受到外界刺激时，相对应的感受器被调动起来，产生兴奋的信号，然后将这些信号传递给大脑，最终就有了各种感觉。

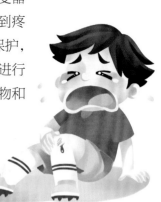

皮肤能感受到 5 种不同的感觉

皮肤作为人体最大的感觉器官，它能感受到 5 种不同的感觉，有炎热时产生的温觉，寒冷时产生的冷觉，受伤时产生的痛觉，按压时产生的压觉，还有抚摸时产生的触觉。

痛觉最灵敏？

在这些感受器中，痛觉的感受器数量最多，所以我们更容易感觉到疼痛。其实，这是人体的一种自我保护，我们在感受到疼痛时会反射性地进行躲避，从而能避开好多危险的事物和环境。

每平方厘米的皮肤上约有 12 个感知热的感受器、100 多个感知痛的感受器、25 个感知触觉的感受器。

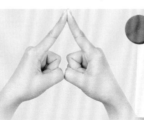
触觉小体呈椭球形，手指掌面和足趾底面的触觉小体最多，这就是为什么当我们碰到新奇事物时，总忍不住要用手摸摸。

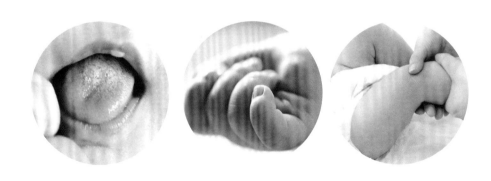

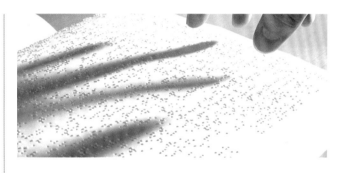

身体敏感部位大比拼

引发感觉的感受器在皮肤表面分布得并不均匀,这就决定了有些部位敏感,有些部位没那么敏感。相对来说,舌尖、唇、指尖的敏感度要远远高于肩膀、背、手臂、腿等处。

盲人怎么看世界?

眼睛帮我们看世界,可是眼睛看不见人的人怎么办呢? 1824 年,法国人路易·布莱叶发明了盲文,用指尖触摸凸起的小点,依靠触觉来识别文字。下次去银行,你可以观察一下 ATM 键盘,每个数字旁边都有凸起的小点,那就是数字盲文。

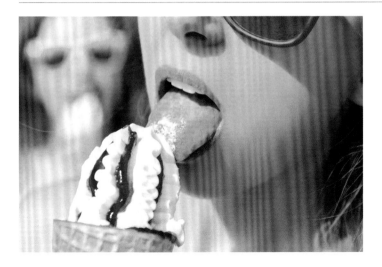

眼睛不怕冷的秘密

到了冬天,耳朵会冻出冻疮,鼻子会冻得发红,可是眼睛却完全不受影响,是不是很神奇? 其实,这是因为眼睛上虽然分布着触觉和痛觉的感受器,却没有冷觉、温觉的感受器,所以没法给大脑传递冷的信号。

神奇的舌头

把冰激凌放进嘴里,舌头不仅能品尝出它的甜味,还能感受到它的丝滑,这就对了,因为舌头不仅可以感知味觉,还能产生触觉,独特的触觉混合着食物的味道,我们更能体会到食物带来的美好。

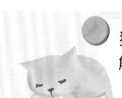

自己挠自己腋窝为什么没那么痒?这是因为身体提前知道了会被挠,所以反应就没那么强烈了。

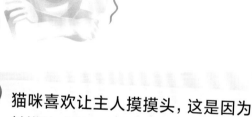

猫咪喜欢让主人摸摸头,这是因为触摸的感觉让猫咪很愉悦。

第六章
神经系统：控制我们的身体

如果要说起人体里最复杂、最神秘的器官，那一定是我们的大脑，它就像一位忙碌的"指挥官"，指挥着身体各部位有条不紊地维持着身体的正常运作。而负责传达指令的就是遍布全身、传递信息特别迅速的神经细胞，它们和大脑一起搭建了人体的"司令部"——神经系统。

？？

为什么爷爷每天早上起那么早，我却起不来呢？
大脑里面有水吗？
为什么坐久了，脚会感觉麻麻的？

为什么我们能记住爸爸、妈妈的样子？
手指扎到刺为什么会痛？
为什么昨天刚背的唐诗，今天就不记得了？

为什么睡觉时会做奇奇怪怪的梦？
为什么听到好笑的笑话，我们会哈哈大笑？

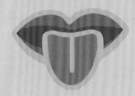

身体怎么知道我们饿了

这是一个很有趣的问题，你有没有想过，我们为什么会感觉饿？又为什么会感觉饱？饿和饱的感觉是谁告诉我们的呢？想找到这个答案，我们得先去认识一台"超级电脑"和一张"超高速公路"网。

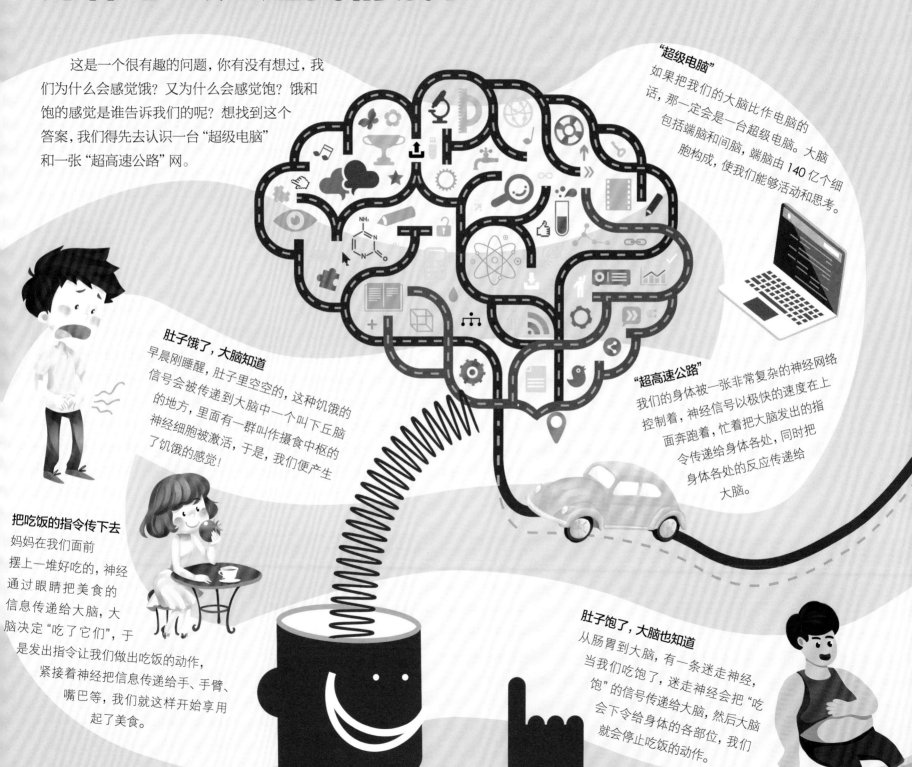

"超级电脑"

如果把我们的大脑比作电脑的话，那一定会是一台超级电脑。包括端脑和间脑，端脑由140亿个细胞构成，使我们能够活动和思考。

肚子饿了，大脑知道

早晨刚睡醒，肚子里空空的，这种饥饿的信号会被传递到大脑中一个叫下丘脑的地方，里面有一群叫作摄食中枢的神经细胞被激活，于是，我们便产生了饥饿的感觉！

"超高速公路"

我们的身体被一张非常复杂的神经网络控制着，神经信号以极快的速度在上面奔跑着，忙着把大脑发出的指令传递给身体各处，同时把身体各处的反应传递给大脑。

把吃饭的指令传下去

妈妈在我们面前摆上一堆好吃的，神经通过眼睛把美食的信息传递给大脑，大脑决定"吃了它们"，于是发出指令让我们做出吃饭的动作，紧接着神经把信息传递给手、手臂、嘴巴等，我们就这样开始享用起了美食。

肚子饱了，大脑也知道

从肠胃到大脑，有一条迷走神经，当我们吃饱了，迷走神经会把"吃饱"的信号传递给大脑，然后大脑会下令给身体的各部位，我们就会停止吃饭的动作。

神经：身体里复杂的通信系统

从头到脚，无处不在

当手指不小心碰到热水，大脑会产生热觉，同时会迅速下达让我们缩回手指的指令。别小看这个普通的反应过程，那是我们体内一个叫作神经系统的高速数据网络在起作用，它由大量被称为神经元的细胞组成，遍布我们全身，负责信息的传递。

超级长的神经细胞

之前我们说过，细胞是人体内最小的组成部分。然而，这并不是绝对的，有一类细胞就是种特别的存在，它就是神经细胞。它的形状非常特殊，星形的胞体上有着长长的轴突。轴突是负责传递信息的，一根长长的轴突能更快地传递信息，所以它的长度甚至在 1 米以上。

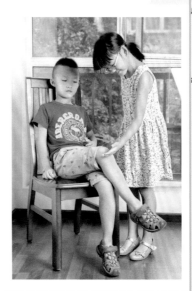

线粒体数量比其他细胞要多。

神经细胞每日奔忙于传输大量信息，消耗能量很大。

线粒体为神经细胞提供能量。

树突用于接受来自其他神经细胞的冲动。

你知道吗？

皮肤会皱和神经有关？

当我们玩水玩得太久，你会发现手上的皮肤变得特别皱。一些科学家认为这跟神经有关。手部皮肤下面有着丰富的皮下神经，长时间浸泡后，皮下神经感觉到异常便开始增强神经活动，导致血管收缩，进而导致皮肤松弛产生褶皱。

为什么坐久了，手脚会麻？

我们全身上下布满神经，它们将各种感觉传递给大脑，再由大脑指挥全身的活动。胳膊和腿上有几根比较粗大的神经，我们长时间坐着就会压迫到它们，然后就会产生麻的感觉。

玩一玩 "膝跳反射"

当我们跷起二郎腿的时候，如果拿东西敲击上面那条腿膝盖的下方，就会发现小腿会突然弹起，这就是 "膝跳反射"。这个反应就是由脊神经调控的，不受大脑控制。

 人类大脑中大约有 860 亿个神经元。

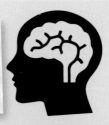

 最长的神经从大脚趾一直延伸到脊柱。

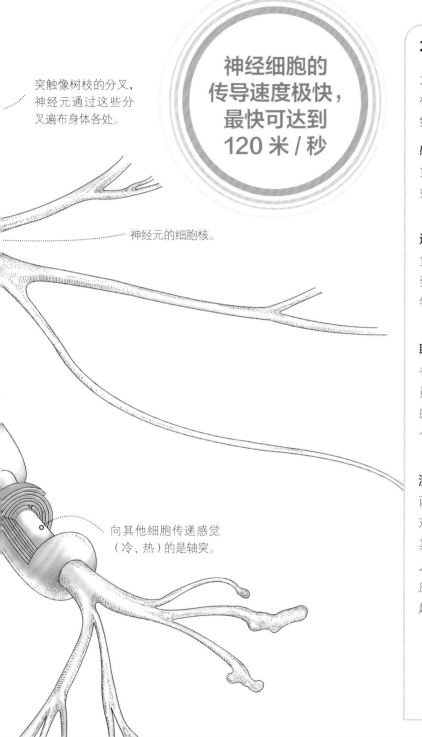

突触像树枝的分叉，神经元通过这些分叉遍布身体各处。

神经元的细胞核。

向其他细胞传递感觉（冷、热）的是轴突。

神经细胞的传导速度极快，最快可达到120米/秒

不同神经元负责不同的工作

大部分神经元都在你的大脑和脊柱中，它们构成了你的中枢神经系统。中枢神经系统通过神经束与身体其他部位相连，这些神经构成了你的外周神经系统。按功能不同，神经元主要分为下面三种：

感觉神经元

负责将皮肤接收到的刺激传递给大脑，比如，手指扎到刺会痛。

运动神经元

负责将运动指令从大脑传送到肌肉，让我们产生跑、跳等各种运动。

联合神经元

各个神经元之间的联络员，将一个神经元产生的神经冲动传递给另一个神经元。

测测反应速度

两个人可以玩一下抓笔测试游戏。一个人手拿笔，另一个人空手。其中一人手拿着笔，垂直丢下，另一个人迅速抓住笔，位于手上方的部分越短，说明反应速度越慢，位于上方的部分越长，说明反应速度越快。

小朋友可以和小伙伴试一下这个游戏，看看谁的反应快！

 大脑是全身耗氧量最大的器官，缺氧超过5分钟，大脑将发生不可逆的损伤。

 神经遍布全身，但拥有神经细胞最多的地方是嘴唇，所以嘴唇特别敏感。

大脑：身体的最高"指挥官"

决定人"动"还是"不动"

大脑是人体的指挥官，它位于我们的头颅内，软乎乎的，像一块豆腐。别看它长相奇特，却是人体最复杂、最神秘的器官。尽管你看不见它，但你每天做的许多事情都是由它控制完成的。

大脑的重量约占人体体重的 2%

大脑与身体所有部位都有联系。

韦尼克区帮助解释口头和书面语言。

初级听觉中枢识别声音。

初级视觉中枢接受视觉信息。

为什么大脑长得像核桃？

仔细看，大脑长得真的很像一颗核桃仁，而且，同样分为对称的左脑和右脑。大脑的表面凹凸不平，也像核桃一样，有的地方凹下去，有的地方凸出来，形成一道又一道的褶皱。这些褶皱其实就是大脑皮质，也叫灰质。当我们成长时，大脑也在发育长大，随着大脑体积的变大，皮层会不断增厚，因此会不断折叠，所以褶皱就会越来越多、越来越深。

你知道吗?

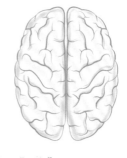

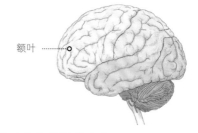

额叶

现在真的是"现在"吗？

当我们看东西时，大脑需要时间去处理这些看到的信息，它一直在让我们看之前的世界，然而却告诉我们，这就是我们"现在"看到的世界。现在，你还能肯定地说"现在"吗？

大脑有个"笑话"中心

大脑前部有一个叫"额叶"的部分，它主要负责认知，我们的情感也归它控制。当我们听到一个很好笑的笑话时，额叶部分就会表现得很活跃，越好笑越活跃，然后大脑会发出笑的指令，我们就会哈哈大笑了。

小脑控制着我们的身体平衡。

成年人大脑的平均重量为 1.4 千克，大概和 28 个鸡蛋一般重。

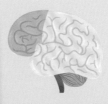

大脑中，水占 75%~80%，剩下的才是蛋白质和脂肪等。"脑子里有水"还是比较科学的。

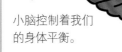

皮肤和肌肉感受要传
递给初级感觉中枢。

肌肉活动要靠初级运动
中枢来传递信号。

和学习、想象、性
格有关的叫额叶区。

脑膜是保护脑
和脊髓的膜。

大脑皮质位于大脑表
面，大约有 2 毫米厚，
比一根牙签的直径稍厚
一些。

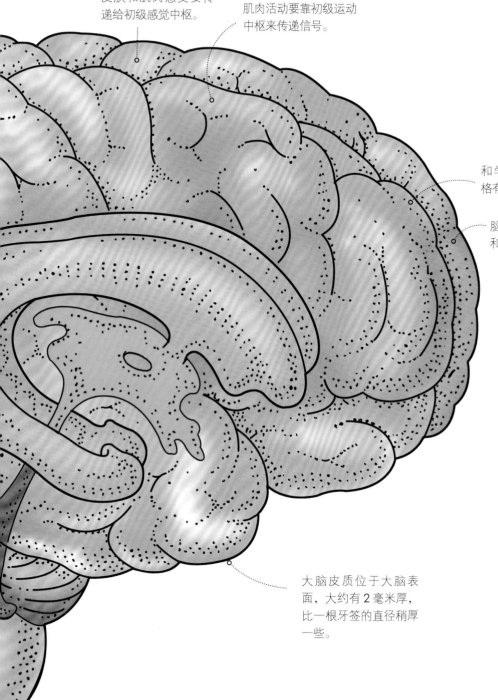

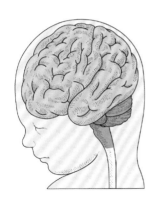

脑袋越大越聪明吗？

如何判断大脑是不是聪明，是脑袋越大越聪明吗？
如果是这样的话，那为什么鲸鱼的脑袋比我们大，
而智力却只有人类儿童的水平呢？所以，科学家们研
究出了一种叫 EQ（脑化指数）的计算方法，它可以
衡量大脑的相对大小。指数越大，代表脑部越发达。
人类的 EQ 为 7.5，一起来看看其他动物的 EQ 数吧！

兔子：0.4

老鼠：0.4

猫：1.0

狗：1.2

黑猩猩：2.5

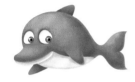

海豚：5.3

大脑血管丰富，血流量占心脏输出
血量的 15% 左右。

大脑靠电流运转，产生的能量
足以点亮一个 15 瓦的灯泡。

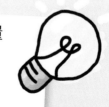

记忆：大脑的神奇功能

为什么吃饭的时候我们会主动地拿起筷子？为什么别人问起我们的姓名我们能脱口而出？筷子的使用方法、我们的名字等信息储存在我们的大脑中，等我们需要的时候就自动调用，这就是大脑的神奇功能——记忆。

海马是产生记忆的关键

以前的人们以为心脏负责产生记忆，直到 20 世纪中期，加拿大一位癫痫病人发作，医生治疗时切除了他大脑中海马的一部分，手术后，病人开始记不住新发生的事情，同时还忘记了手术前一段时间内发生的所有事情。自此，大脑深处这个小小的长得像海马的组织便与记忆联系在了一起。

3 岁前的记忆在大脑中极为浅显，长大后几乎不记得了

你昨天会背的古诗今天记得不那么清楚了，就是因为你大脑中的海马对它进行了过滤，所以你再多背几次，海马就能把它存储下来了。

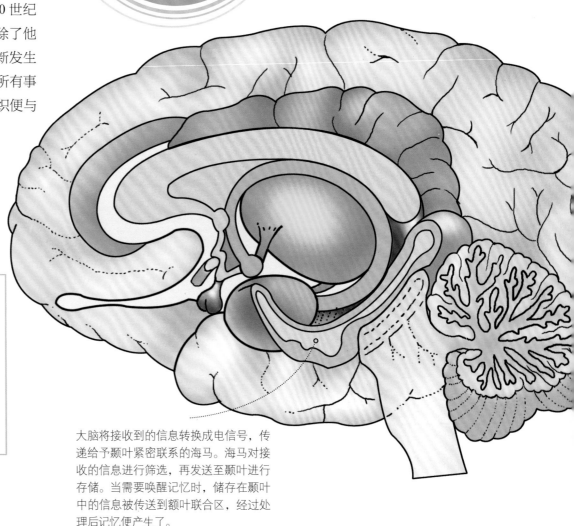

大脑将接收到的信息转换成电信号，传递给予颞叶紧密联系的海马。海马对接收的信息进行筛选，再发送至颞叶进行存储。当需要唤醒记忆时，储存在颞叶中的信息被传送到额叶联合区，经过处理后记忆便产生了。

记忆的三大类

第一级记忆：转眼就忘的记忆，类似于刚刚拨完的电话号码，你想不起来了。

第二级记忆：这种记忆可以保留几分钟乃至数年。比如在幼儿园学习的儿歌，是不是几年后还能想起来？

第三级记忆：一辈子都不会忘记的记忆，比如说你自己的名字，还有太阳每天从东边升起、从西边落下等。

 有时候明明处在一个很陌生的环境里，你却有种熟悉的感觉？其实这是一种"既视感"。

 人的大脑皮质中，每个神经元平均约有 30 000 个突触。

记忆力大 "PK"

记忆力不是人类独享的，在自然界中，动物们也拥有记忆力，而且据科学家们研究发现，有些动物的记忆力甚至远超人类，不信？那就一起来盘点一下那些拥有超强记忆力的小家伙吧！

记得快的黑猩猩

在一项实验中，一块屏幕上飞快闪现出 9 个数字，黑猩猩不仅能很快记住这些数字，还能按照从小到大的顺序将它们排列出来。这可能跟黑猩猩拥有 "相片式" 的记忆力有关，当数字在屏幕上消失后，却像相片一样留在了黑猩猩的脑中。这种敏锐的记忆力对于黑猩猩更好地在野外生存有着特别重要的意义。当它们路过一棵果树时，只需抬头看一眼就知道哪些果实可以食用；当它们接近一个新的猩猩部落时，同样只需看一眼就知道潜在的敌人有多少。

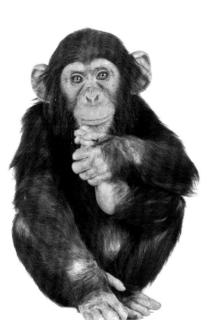

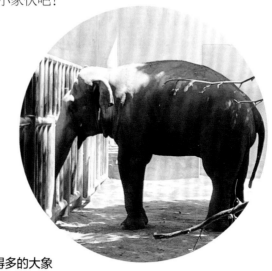

记得多的大象

先来想象一个场景吧，如果让你在大广场密密麻麻的人群中一直和 10 个小朋友保持联系，而且始终知道他们的确切位置，你能做到吗？可能一般人都很难做到，但大象就可以，不用说 10 个，即便是 30 个，它也能轻轻松松地记住每头象。而且，大象的记忆力还是出了名的 "永不忘记"，它能分辨和记住象群里的每位亲属。

记得牢的海狮

科学家曾经做过一项测试：他们找来了一只海狮并进行训练。在训练中，科学家向海狮展示了一张写有字母的纸，然后又出示了两张纸，其中一张纸上的内容和先前展示的那张一模一样，如果海狮选对了就能获得奖励。10 年后，科学家又对这只海狮进行了同样的测试，让人惊讶的是，它居然还能记住 10 年前学过的东西。千万不要以为这件事很简单，海狮只有 25 年的寿命，如果让你在 80 岁的年纪想起 40 岁那年学过的所有东西，你能记起吗？

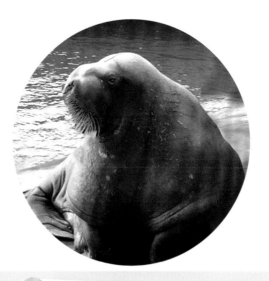

目前背圆周率的世界纪录是 2006 年由中国人创造的，他能无差错背诵圆周率至小数点后 67 890 位。

π

每年的秋天，一只克拉克星鸦要将 2.2 万 ~3.3 万粒松子埋藏在 5 000 个不同的地方并能记清埋在哪里，记忆力惊人。

奇奇怪怪的梦从哪里来?

人累了会通过睡觉来恢复,大脑也会趁机休息吗? 如果是这样的话,为什么我们睡觉时会做各种各样奇奇怪怪的梦呢?

梦发生在哪个阶段?

即使在睡眠状态下,我们的大脑也并非一直处于休眠状态,只有在深度睡眠时,大脑活动才会降到最低。当我们处于浅睡眠状态时,虽然看似熟睡,但大脑皮质仍处于活跃状态,眼球在眼皮底下快速转动,梦就是在这个阶段产生的。

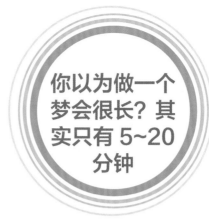

你以为做一个梦会很长? 其实只有 5~20 分钟

良好的睡眠可以给身体"充电",所以小朋友要保证充足的睡眠,才能有精神去探索世界噢!

我们需要睡多久?

一生中,我们会花三分之一的时间睡觉,每晚需要多少睡眠时间取决于我们的年龄。随着年龄越长越大,我们需要的睡眠时间会越来越少,而且早上醒得也会越来越早。十几岁时是早上醒来最困难的时期。

年龄	睡眠时间
0~1 岁	12~17 小时
2~5 岁	10~14 小时
6~13 岁	9~11 小时
14~17 岁	8~10 小时
18~25 岁	7~9 小时
26~64 岁	7~9 小时
65 岁以上	7~8 小时

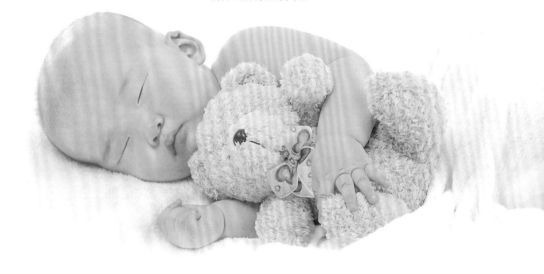

在一个晚上的睡眠中,大脑会经历五个不同的睡眠阶段,它们有不同的脑电波和不同的活动水平。

第一阶段	第二阶段	第三阶段	第四阶段	第五阶段
这时候的你昏昏欲睡,处于半睡眠半清醒状态。	这时的你体温和心率都在慢慢下降。	随着睡眠的加深,脑电波也在变慢。	此时,你进入深度睡眠,睡得很实,很难醒过来。	眼珠在眼皮下快速移动,各种各样的梦也出现了。

 正常人每天晚上会做 4~5 个梦,一年会做 1 500 多个梦,这一生会做 10 万多个梦。

 每个人都会做梦,如果你觉得自己没做过梦,那也许是你忘记了,醒后 10 分钟内会忘记 90% 的梦境。

梦里出现的人都是我们见过的吗？

在我们的梦里，经常会出现各种各样的人，有些让我们觉得特别陌生。其实，科学家研究发现后证实了，这些陌生人其实都曾出现在我们的生活中。我们的大脑有着超强的记忆力，也许我们在现实中已经遗忘了这些人，但他们会在我们做梦的时候以脑电波的形式释放出来。

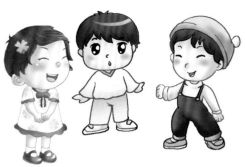

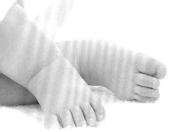

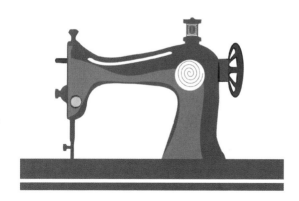

日有所思，夜有所梦，你每天都梦到什么呢？

做梦得到的伟大灵感

做梦的时候，大脑非常活跃，所以经常会带来一些奇思妙想，甚至有一些伟大发明的灵感就来自梦里。比如缝纫机，当年有个美国人想要造一台机器来缝制衣服，但在试验过程中，针眼中的线总是断掉，有一次，他做了一个梦，梦见被一群人拿着长矛围着，时不时还拿着矛尖对着他，他发现每个矛尖处都有一个小眼，醒来后茅塞顿开，是不是把针眼设计在针尖的部分就能避免断线的问题？缝纫机就这样从梦中获得了灵感。

盲人会做梦吗？

梦是大脑对我们记忆的加工，而记忆正是我们看到的、听到的、感觉到的一切事物。那么，盲人因为失去了视力，所以他们是不是就不会做梦了？其实不是的，他们尽管看不见，但他们听到的以及感觉到的依然会在梦里以想象的形式展现出来，而且因为主要靠的是想象，所以他们的梦更加天马行空，充满奇思妙想。

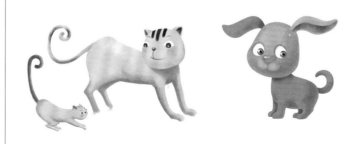

动物会做梦吗？

不光人类，动物也会做梦。小狗在睡梦中做出蹬脚的动作，小猫在睡梦中发出呜咽声，这表明它们都在经历某些梦境。目前可以确定，猫、狗、狼、斑马、仓鼠、豚鼠、老鼠、长颈鹿、大象和狮子等很多动物都会做梦。

 梦既有黑白的，也有彩色的，而且年轻人做的梦基本都是彩色的，老年人做的梦大多是黑白的。

气味可能会影响你的梦，美好的气味会让你做个香甜的美梦，臭臭的气味也许会让你做噩梦。

第七章
循环系统：让血液流通起来

你知道吗，身体里的血液正在有规律地流动着。它们从
心脏出发，按照规定的路线，走遍全身的各个角落，然后又
回到心脏。这样的循环，它们每天都要重复约 1 000 次。
不要以为这样的循环没有意义，没有它们这种简单重
复的循环，身体各处都会因营养不良而无法正常
工作。

血流会倒着流吗？
血管能看得见吗？
手指破了，流血了，会自行止住吗？

血液为什么红红的？毛毛虫的
血也是红红的吗？
血液里面都有什么呢？
血液在身体里是怎么流动的？

摔一跤，为什么皮肤会青一块、紫一块？
心脏是一直在跳动吗？
心跳声是心脏跳动发出的声音吗？

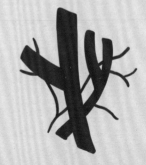

心脏为什么会跳个不停呢

用小手摸一摸心脏所在的地方（胸腔左侧），是不是能感受到它在怦怦地跳动着，是的！心脏每分钟跳动60~100次，特别勤劳。你想不想知道，为什么心脏会跳个不停呢？

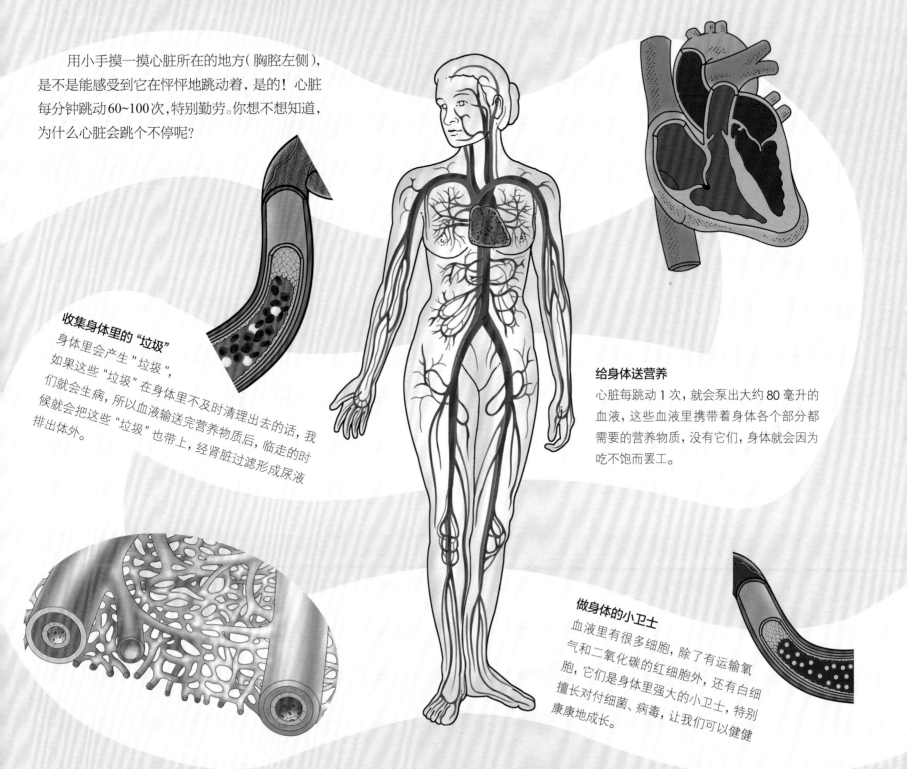

收集身体里的"垃圾"

身体里会产生"垃圾"，如果这些"垃圾"在身体里不及时清理出去的话，我们就会生病，所以血液输送完营养物质后，临走的时候就会把这些"垃圾"也带上，经肾脏过滤形成尿液排出体外。

给身体送营养

心脏每跳动1次，就会泵出大约80毫升的血液，这些血液里携带着身体各个部分都需要的营养物质，没有它们，身体就会因为吃不饱而罢工。

做身体的小卫士

血液里有很多细胞，除了有运输氧气和二氧化碳的红细胞外，还有白细胞，它们是身体里强大的小卫士，特别擅长对付细菌、病毒，让我们可以健健康康地成长。

血液：身体里的红色"河流"

血液里面的"秘密"

不少小朋友对血是又害怕又好奇，因为伴随血出现的常常是受伤、疼痛，比如跑的时候蹭破了膝盖，不小心被小刀割破了手，翻书的时候被锋利的纸张划破了手指，等等。但是，他们对血又有很多疑问：为什么血是红的？为什么血尝起来是咸咸的……

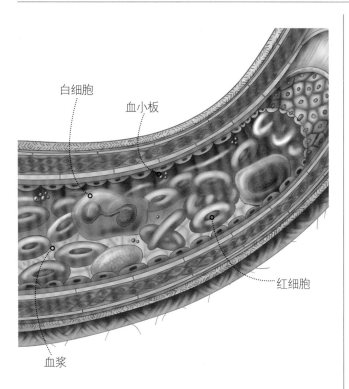

白细胞
血小板
红细胞
血浆

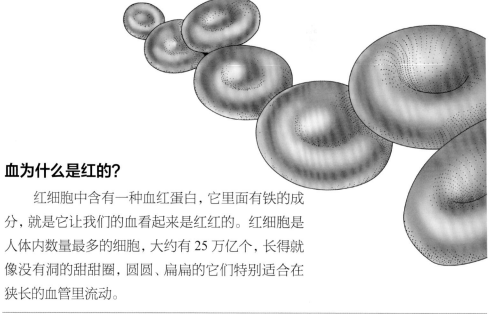

血为什么是红的？

红细胞中含有一种血红蛋白，它里面有铁的成分，就是它让我们的血看起来是红红的。红细胞是人体内数量最多的细胞，大约有 25 万亿个，长得就像没有洞的甜甜圈，圆圆、扁扁的它们特别适合在狭长的血管里流动。

血里都有什么？

血液主要由血浆和血细胞组成，数量惊人的血细胞漂浮在淡黄色的血浆中。血细胞平均宽度大约 0.008 毫米，包括红细胞、白细胞和血小板等。

奇奇怪怪的血的颜色

不是所有的血都是红色的，得看血细胞中有没有血红蛋白。青色毛毛虫、乌贼、蜘蛛的血是绿色的，因为它们的体内只有血绿蛋白；虾、蟹、蜗牛等，因为血液中的血蓝蛋白含铜，所以呈现出蓝色……大自然就是如此神奇。

一氧化碳与红细胞中的血红蛋白结合后，血红蛋白将无法携带氧气。当煤气泄漏时，人吸入大量一氧化碳后缺氧窒息，这就是煤气中毒。

红细胞的平均寿命为 120 天，4 个月大概就是一个红细胞的一生。

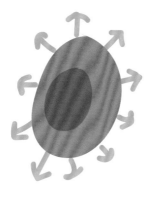

A 型血：可以输给 A 血型
或 AB 血型的人群。

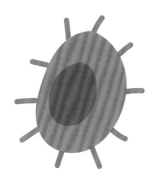

B 型血：可以输给 B 血型
或 AB 血型的人群。

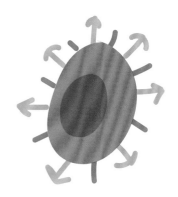

AB 型血：只能输给
AB 血型的人群。

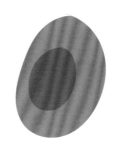

O 型血：可以输给
任何血型的人群。

你是什么血型？

血型主要分为四种：A 型、B 型、O 型和 AB 型。红细胞的表面有一种特殊标记物，它会帮助身体识别不属于你的血细胞，所以输血的时候必须输入正确的血型，不然身体会排斥它们噢！

血为什么有种铁锈味？

聪明的你读到这里肯定能猜到了，铁锈味肯定是因为铁的缘故啊。是的，人体内有 2/3 的铁元素都藏在血细胞中，所以血闻起来腥腥的，有股铁锈味。

血为什么是咸的？

血浆中除了血细胞外，还有水、蛋白质和一些无机盐。这些无机盐通过食物进入体内，溶于血液中，让血尝起来有种咸咸的味道。

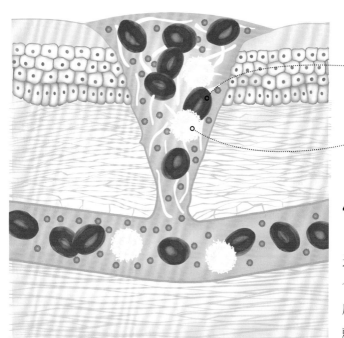

红细胞

白细胞

伤口是怎么愈合的？

受伤了，流血了，身体立刻进入修复过程。血细胞迅速启动，各类细胞分工合作，止血的止血，杀菌的杀菌，直到形成结痂。等伤口愈合后，形成的血块也就跟着溶解了。

人体血液中不仅含有铁元素，还含有微量的金元素，夸张地说，你的血液里有金子。

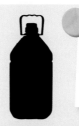
血液总重量约占全身体重的 7%，大概有 5 升，和一桶食用油差不多重。

血管：运输血液的长管子

世界上最长的"交通系统"

一个成年人血管约有 250 万亿根

血液帮我们维持了生命的正常活动，我们能吃饭、睡觉、玩耍都离不开它，它最大的功能就是运输，把营养物质运进来，把废弃物质输出去。如果把血液形容为一列列小火车的话，那么血管就是四通八达的火车道。

感受血液的流动

血液在血管里流动着，也许你根本意识不到。但如果你伸出两根手指，搭在另一只手的手腕上，你就能感觉到一种有规律的跳动，这就是血液在血管流动时给你的感受。因为你手指所搭的地方正是手腕处的一根血管，因为它贴近表皮，所以能被你轻松地感受到。

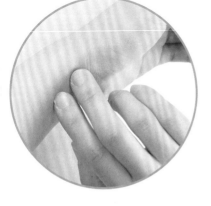

肌肉和弹性纤维能使血管承受较高的压力。

红细胞为身体输送氧气，让血液变得鲜红。

你知道吗？

皮肤碰伤后为什么会发青发紫？

我们皮肤下遍布着毛细血管，这些毛细血管特别细，还特别脆弱，当我们不小心磕碰时，毛细血管就破了，里面的血液就流了出来，渗透到皮肤下，淤积在那里，反映在皮肤上就是又青又紫的一块。

血液会倒流吗？

血液在封闭的血管内循环流动，从心脏左心室出发，由动脉负责将它们输送到各个器官，然后由静脉将它们运回心脏右心室。而血液之所以不会倒流是因为心脏有 4 个瓣膜，它们就像 4 个单向开关，使得血液只能从一个方向流向另一个方向，而不能倒流。

看不见的血管

有的血管很粗，比如手背，我们能清楚地看到它们。但其实看得见的血管不到全身血管的 5%，95% 的血管透过皮肤都是看不到的。所以，你知道为什么手指头上虽然看不见血管，但不小心割破了还是会出血吧。

红细胞大约有 4 个月的寿命。

血小板具有止血的作用。

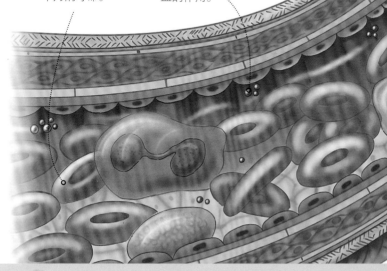

人体血管总长约 10 万千米，首尾相继可以绕地球赤道两圈半。

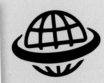
血液在毛细血管中流速特别慢，需要红细胞单独通过。

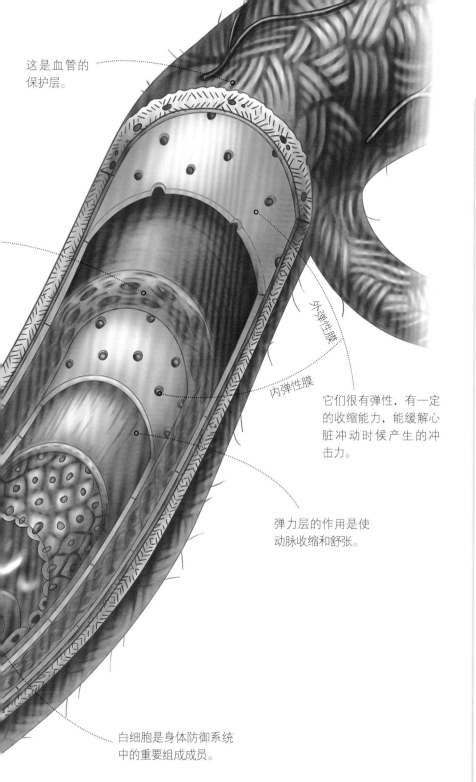

这是血管的
保护层。

外弹性膜

内弹性膜

它们很有弹性，有一定
的收缩能力，能缓解心
脏冲动时候产生的冲
击力。

弹力层的作用是使
动脉收缩和舒张。

白细胞是身体防御系统
中的重要组成成员。

忙碌的血液 "运输员"

人体的血管包括动脉血管、静脉血管和毛细血管三种，它们在我们的
身体中如同河流一样，四通八达，纵横交错，一刻不停地输送着血液。

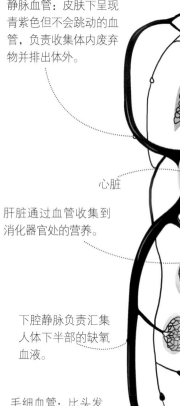

动脉血管：能触摸到
会跳动的血管，负责
将血液中的营养物质
输送到各个器官。

静脉血管：皮肤下呈现
青紫色但不会跳动的血
管，负责收集体内废弃
物并排出体外。

消化系统
内的血管。

心脏

肝脏通过血管收集到
消化器官处的营养。

下腔静脉负责汇集
人体下半部的缺氧
血液。

毛细血管：比头发
丝还要细，像灌溉
的渠道一样把血液
输送到各个器官。

 人体中唯一没有血管的部分
是眼睛的角膜。

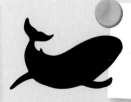 主动脉是最大的血管，蓝鲸的主动
脉甚至宽到能容纳下你的头。

心脏：身体里最勤劳的器官

扑通扑通地不停跳动

把右手放在左侧乳头下方，静静地感受一下，有一个部位在不停跳动，这就是心脏，它一刻不停地向身体最远端输送着血液，同时接收着血液回流，维持着我们的生命活动。

心脏：一个强劲有力的泵

将心脏形容成一个泵非常贴切，而且还是一个由肌肉组织组成的肌肉泵。心肌有规律地收缩、舒张，不间断地将血液送往全身进行循环。右心室负责将血液泵至肺，而左心室负责将血液泵至全身。每分钟，心脏会泵出约 5.7 升的血液，一生中泵出的血约 20 万吨，可装满一艘巨型油轮。

你知道吗？

心脏长在左边吗？

严谨地说，大多数人的心脏只是长在胸腔中央稍稍靠左的位置，它也不是笔直地站在胸腔内，而是和正中线形成了一个角度，从右后方斜插向左下方。

第一次心跳是从什么时候开始的？

你以为出生后我们才会有心跳吗？其实，早在妈妈肚子里，你还是个不成形的小胚胎时，你就有了心跳，叫作"胎心"。

心跳声是心脏跳动的声音吗？

你若贴着别人的胸口，你会听到"咚咚咚"的心跳声，这是心脏跳动的声音吗？还真不是，我们的心脏内分布着一些瓣膜，它们就像开关一样，掌管着血液的进出，当它们"开关门"时，这个振动声就是心跳声。

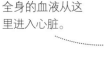

心脏的大小和攥起来的拳头差不多

上腔静脉收集上半身的静脉血（缺少氧气）流回右心房。

全身的血液从这里进入心脏。

这里有 3 个瓣叶，隔开右心房与右心室。

下腔静脉收集下半身的静脉血流（缺少氧气），进入右心房。

心脏每秒会跳动约 1 次，假设我们活 80 岁，一生中心脏会跳动约 25 亿次。

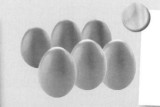

心脏的重量大约有 300 克，大概有 6 个鸡蛋那么重。

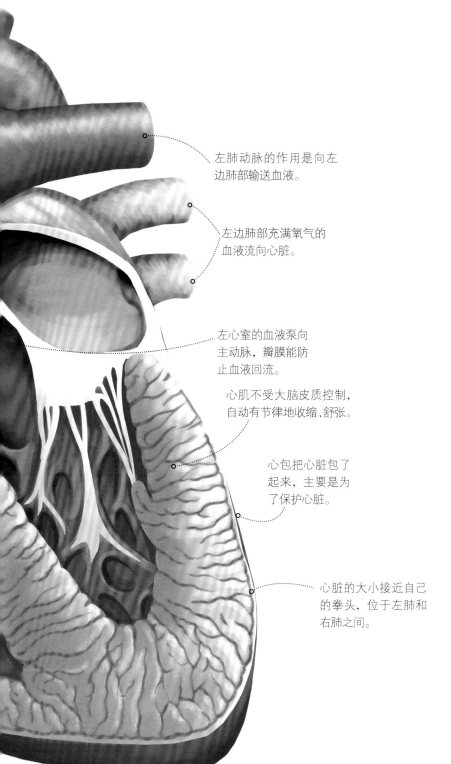

左肺动脉的作用是向左边肺部输送血液。

左边肺部充满氧气的血液流向心脏。

左心室的血液泵向主动脉，瓣膜能防止血液回流。

心肌不受大脑皮质控制，自动有节律地收缩、舒张。

心包把心脏包了起来，主要是为了保护心脏。

心脏的大小接近自己的拳头，位于左肺和右肺之间。

心脏里有个 "四居室"

我们的心脏分成了左、右心室和左、右心房，就像一个 "四居室"，其中心室负责将血液泵向全身，心房则是接受血液回流至心脏。

右心房：位于心脏右上方，接受全身其他部位汇来的血液。

左心房：位于心脏左上方，与肺静脉相连，接受肺部汇来的血液。

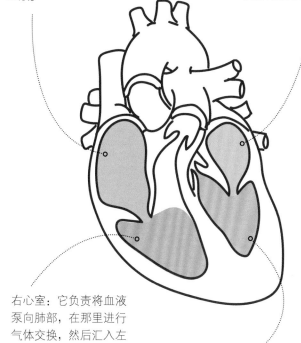

右心室：它负责将血液泵向肺部，在那里进行气体交换，然后汇入左心房。

左心室：它的收缩能力最强，在它的带动下，血液携带着氧气和营养物质源源不断地流向全身各处。

 1816 年前，医生检查心脏时会将耳朵贴近病人胸部，为了防止尴尬，所以发明了纸筒听诊器。

 1958 年，世界上第一个心脏起搏器在瑞典成功植入人体，使用寿命长达 10 年。

第八章
免疫系统：身体的安全卫士

我们的身体就像一个温暖舒适的家，很多细菌、病毒都
对它虎视眈眈，想要在里面寻找一个可以藏身的地方，可这
样的后果就是我们会不舒服，会生病。皮肤在一定程度上
可以阻挡一部分，可万一被它们不小心入侵了怎么办？
这就需要我们强大的免疫系统出马了，一看到体内
有不怀好意的陌生面孔出现，身体的安全卫士们
就出动了！

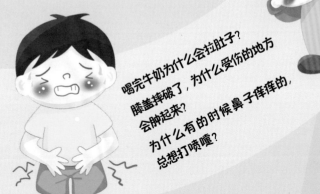

我们的身体里有细菌吗？
为什么妈妈说喝酸奶可以保护
我们的肠道？
脚散发出的是什么气味？

喝完牛奶为什么会拉肚子？
膝盖摔破了，为什么受伤的地方
会肿起来？
为什么有的时候鼻子痒痒的，
总想打喷嚏？

没有生病，妈妈为什么要带我去打疫苗针？
打完疫苗，我们就能不生病了吗？
为什么吃饭前、上完厕所后要洗手？

病毒的人体历险记

大量的病毒在空气里飘着，其中就包含你们都知道的新型冠状病毒，它们一找到机会就想入侵我们的身体。可是它们不知道，它们在人体里的经历会如此艰难，因为身体早就建立起强大的抵御防线啦！

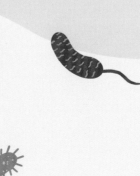

第一道防线：皮肤阻挡了病毒前进的脚步

身体每分钟都会失去约3万个皮肤细胞，这些细胞带着依附在上面的病毒一起掉落，同时身体又生出新的皮肤，这么看来，皮肤真的是一道特别好的屏障。可是，皮肤上有洞，就像鼻子和嘴巴，当你不小心拿手抠鼻子时，病毒就偷偷地混进了身体。

第二道防线：一个喷嚏，病毒被打了出去

尽管病毒侥幸闯进来了，不过要想顺利经过这里也不是那么容易。鼻子感觉到有"异物"进入身体，立刻启动防御机制，发动黏液和鼻纤毛，把病毒裹在黏黏的鼻涕中，通过一个喷嚏或一串鼻涕把它们赶出身体。

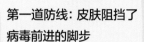

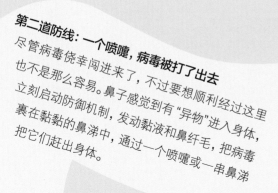

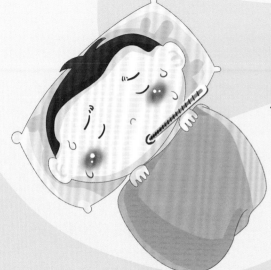

第三道防线：小主人发热了，意味着病毒要被消灭了

不好，还是有狡猾的病毒进来了，尽管它们很小心地掩饰着自己，可还是被强大的免疫细胞军团发现了，它们派出自己强大的战士与病毒战斗，战斗很激烈，表现在身体上就是我们会发烧。不过等战斗结束，我们的烧就会退了。

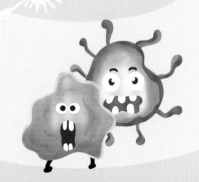

淋巴：建起身体的免疫长城

人体的免疫军团

感冒严重的时候，我们的下巴处可能会出现一个肿大的包，这个大包不疼也不痒，随着感冒慢慢好转，这个突然出现的大包也会渐渐消失。这个神秘的大包其实就是淋巴结，是人体免疫军团的一分子。

全身上下有 400 多个淋巴结

淋巴系统构筑起免疫长城

淋巴？听说过它们，知道它们很重要，可它们究竟是什么样的？其实，我们常说的淋巴并不是单指一个器官，而是一个系统，由淋巴细胞、淋巴管、淋巴结和淋巴器官共同组成，它们存在于人体的各个部位，帮我们构筑起坚固的免疫长城。

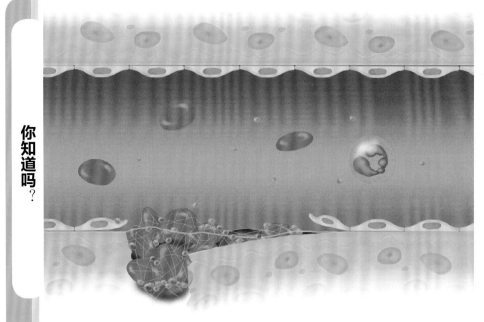

你知道吗？

头部的淋巴管在这儿集合。

肩膀、胸部的淋巴管汇集在腋窝淋巴结。

淋巴结处理经过此处的淋巴液。

淋巴管末端也像血管一样逐渐分支。

发炎是免疫系统在战斗

当你不小心受伤了，而且比较严重的情况下，受伤部位附近血管会扩张，白细胞顺着血液赶紧过来抵御入侵者，这就导致受伤部位发生肿胀。同时，白细胞会释放一种细胞因子攻击入侵者，就是这个战斗的场面让你发热、发炎，从伤口渗出的脓液就是那些为保护你而死去的白细胞。

功能 1：防御前线
淋巴结遍布全身，能有效过滤经过淋巴管进入体内的有害物质。

功能 2：抵抗入侵
当人体遭遇外来入侵时，淋巴细胞们会全力合作，防止病原体扩散。

不可忽视的人体外部防御军团

除了淋巴系统，人体还有其他器官和组织在默默地对抗着外来入侵，它们和淋巴系统一起，组成了我们人体强大的免疫军团。

胸导管用于收集胸部的淋巴液。

红骨髓也可以产出淋巴细胞。

脾是最大的淋巴器官。

全身布满与外界病菌作战的淋巴屏障。

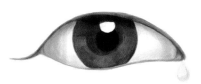

黏膜

鼻腔、口腔、呼吸道、胃等地方都覆盖着黏膜，这层"外衣"能有效阻挡和杀死入侵人体的病毒和细菌。

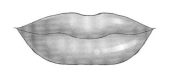

眼泪

眼泪除了能帮助我们表达情感外，它还能清除眼睛里的异物和细菌。

唾液

也就是常说的口水，它的分泌不仅能帮助消化食物，还能保护嘴、舌头和牙齿免受细菌的攻击。

腹股沟淋巴结群的主要作用是负责收集下肢和会阴部位的淋巴液。

淋巴管将组织中的淋巴液带走。

全身上下大约有 400 多个这样的淋巴结。

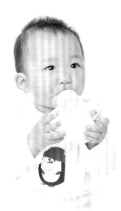

喝完牛奶怎么拉肚子了？

有的小朋友喝完牛奶后会拉肚子，除了肠道吸收有问题，还有一个原因就是身体对牛奶产生了过敏反应，免疫系统对牛奶中的蛋白质做出了免疫反应，从而导致拉肚子。其实，过敏就是身体免疫系统对通常无害的入侵者做出的不恰当反应。在遇到过敏原时，皮肤痒、流鼻涕、打喷嚏等都是很常见的过敏反应。

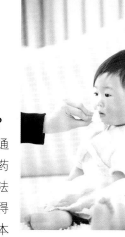

得了普通感冒，7 天就好了？

有这样一种说法，得了普通感冒，吃药 3 天就好，不吃药 7 天也能好。其实这个说法有个前提，那就是你必须得拥有正常的免疫力。病毒本身有个慢慢衰落的过程，加上免疫系统强大的抵抗力，患上普通感冒的确可能在 7 日内逐渐自愈。

功能 3：造血功能

脾是人体最大的淋巴器官，还是"人体血库"，储存多余的血液。

功能 4：身体预警

人体被疾病入侵后，淋巴结会出现肿大，向我们发出警示信号。

无处不在的病毒和细菌

虽然看不见，却无比可怕

免疫系统要对付的正是这些无处不在的病毒和细菌，它们每时每刻都想入侵我们的身体并生长繁殖，一旦被它们得逞，我们就会不舒服，会生病！

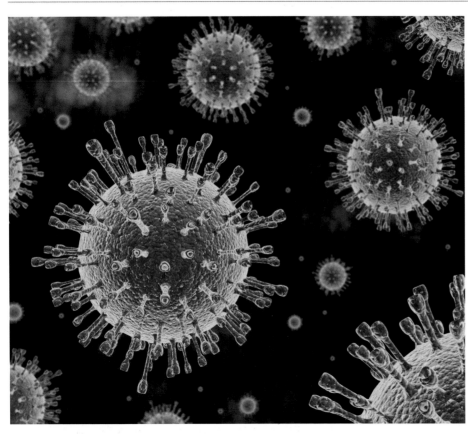

病毒：地球上最小的生物

病毒究竟有多小？直到20世纪30年代，人们才在电子显微镜下看到各种病毒的真身，它们的大小在20~300纳米。纳米又是什么概念？1厘米缩小1 000万倍是1纳米。冠状病毒的平均直径约为100纳米，如果把冠状病毒想象成一个足球，那我们的人体将和月球一样大。

病毒：庞大的家族

病毒种类很多，目前已被命名的病毒有万余种，包括流感病毒、天花病毒、新型冠状病毒等。病毒复制速度快，容易发生变异。以新型冠状病毒为例，截至2022年底科学家已发现大量变异株，仅奥密克戎已产生709个亚分支。

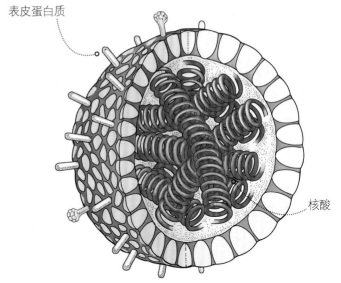

表皮蛋白质

核酸

病毒：强大的繁殖能力

其实，病毒的结构很简单，外面是一层蛋白质，里面包裹着遗传信息，以至于很多科学家都不认为它们是有生命的。但这并不影响它们强大的繁殖能力，它入侵我们的细胞，占领它然后制造数以百万计的病毒。

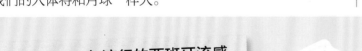
1918~1920年流行的西班牙流感感染了10亿人，而当时全球总人数才17亿。

病毒在冰里能存活3万年。

认识一下细菌

据说，人体内有超过 100 万亿个细菌，但它们非常微小，总体只占不到人体体重的 1%。比如大肠杆菌，只有 0.000 5 毫米宽，大约为一根头发丝的 1/200。尽管细菌很小，但它的繁殖能力很强，如果没有任何障碍，一个细菌在 24 小时内能产生 50 亿兆的后代。

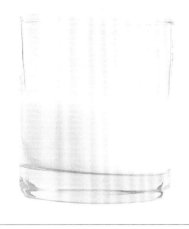

细菌都是有害的吗？

细菌确实是让人感染某些疾病的罪魁祸首，但并不是所有的细菌都是大坏蛋，在我们的肠道内就生活着一些对我们身体有益的细菌，我们称它们为有益菌，比如乳酸杆菌、双歧杆菌等，你常喝的酸奶里面就有它们，它们能帮助我们的肠道保持健康。

虽然酸奶酸酸甜甜的，还含有有益菌，但小朋友可要适量喝哟！

可怕的"超级细菌"

其实，"超级细菌"也是细菌。当我们因为细菌感染而感冒发热，接受治疗时会用到消炎药，因为消炎药中的抗生素能杀死细菌。但是细菌是很狡猾的，当我们频繁地使用消炎药后，这些细菌就会进化，对抗生素产生耐药性，最后就演化成强大的"超级细菌"。普通消炎药对它们就不起作用了。

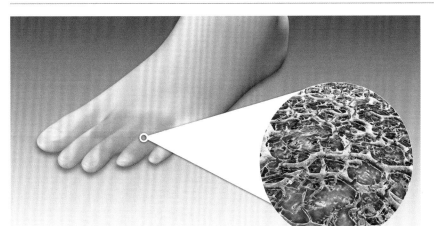

脚的味道

把脚从捂得严实的球鞋里释放出来是什么味道？其实不管是什么味道，那都是细菌的味道。我们的皮肤上生活着 1 000 多种不同种类的细菌，它们以油脂和死皮细胞为食，脚上也有。这些细菌特别喜欢在潮湿的环境繁殖、生长，所以出汗时我们就会散发出难闻的味道。

每平方厘米的手部皮肤上生活着大约 1000 万个细菌。

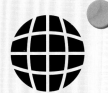
细菌在地球上已经存在了 35 亿年，人类在地球上才生存了 600 万年。

因为瘟疫，人类差点毁灭

　　翻开历史书，你会发现，人类社会的发展始终伴随着瘟疫，这是病毒和细菌对人类一次又一次的挑战与杀戮。不过人类的医学也在进步，我们战胜了一些病毒和细菌，同时也在面临一些新的病毒和细菌的挑战，下面一起去回顾一下曾经那些差点毁灭人类的瘟疫吧！

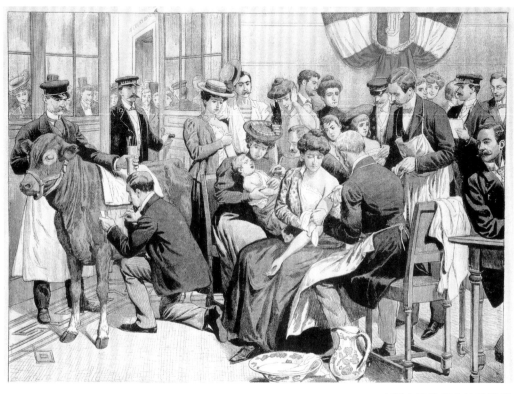

人群在天花疫苗接种诊所

天花

天花病毒会引发天花传染病，它是人类历史上发病率最高、死亡人数最多的传染病，被感染上的患者即便痊愈也会在脸上留下麻子，所以得名"天花"。天花病毒和其他病毒不一样，它只攻击人类，这一特点也为人们消灭它创造了条件，1980年，世界卫生组织宣布，天花已经从地球上绝迹。

疟疾

有一个你可能意想不到的知识，蚊子居然是杀死人类最多的一种动物，它们向人类传播了很多病原体，其中就有引发疟疾的疟原虫。它们跟随蚊子的口水进入人体的血液，并大量繁殖，身体的反应就是忽冷忽热。疟疾带走了很多人的生命，即便到现在，疟疾仍在非洲流行着。

在对付疟疾的过程中，中国科学家屠呦呦发现了青蒿素，这是一种治疗疟疾的有效药物，而我国在2021年6月正式获得世界卫生组织消除疟疾认证，这是一件让人骄傲的事！

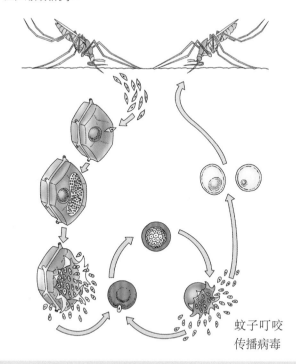

蚊子叮咬
传播病毒

霍乱病菌在水和食物中的存活能力很强，甚至能存活2周，所以不能吃不干净的食物和喝不干净的水噢！

当黑死病在意大利肆虐的时候，从疫区来的人需要先隔离30天。

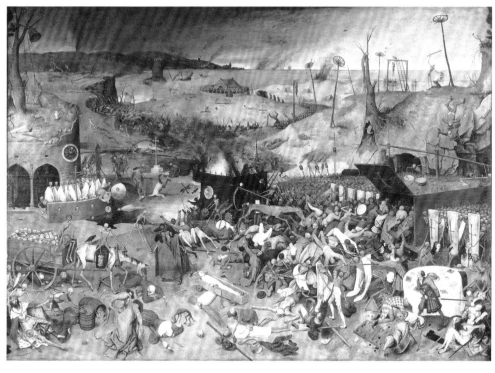

勃鲁盖尔《死亡的胜利》

黑死病

黑死病的元凶是大名鼎鼎的鼠疫杆菌，感染者临死前会浑身缺氧，呈现恐怖的黑紫色，这就是黑死病名称的由来。1347年，12名身体内携带这种病菌的人进入意大利，随后蔓延到整个欧洲，在两个多世纪里，黑死病带走了约1/3的欧洲人口。在黑死病肆虐晚期，有一名法国医生发明了一身特别的防护用服，这个独特的造型提高了医生的存活率，为后来的防护服提供了借鉴。

霍乱

这场瘟疫起源于印度恒河里滋生的一种叫霍乱弧菌的细菌，人感染后会又吐又拉，严重的话半天之内就会脱水身亡。一开始，霍乱只在印度本土传播，随着英国人的到来，它便跟着漂洋过海去了欧洲。当时的欧洲卫生条件特别差，而这恰好是霍乱弧菌最喜欢的生存环境，于是霍乱在欧洲爆发了，仅在英国就造成了6万人死亡。这期间，有一位叫约翰·斯诺的维多利亚女王御用医师运用统计学和点地图的方法，确认了霍乱的传播媒介是水。这套方法也成为现在调查疫情的主要方式之一。

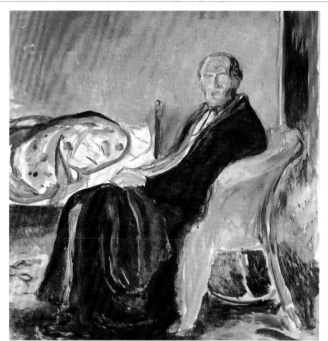

流感

流感就是流行性感冒，别看名字里带个感冒，其实它跟感冒不是一回事，虽然前期都是同样的发热、流鼻涕、全身酸痛，不过到了后期，流感会持续高烧，还可能导致严重的肺炎，致死率可高达6%。一战期间，美国军营因为卫生问题滋生了流感病毒，随着他们进入欧洲战场，流感也一并去了欧洲并引发了大流行。据统计，一战中流感带走的人数为5000万~1亿。由于西班牙首次公开了疫情，所以又被称为"西班牙流感"。如今，每年冬春之际，仍然是流感的高发期。

蒙克《患西班牙流感后的自画像》

 野生动物如大猩猩、蝙蝠等体内常常存在着可怕的病毒、细菌，所以我们要避免捕捉、食用野生动物。

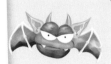 饺子据说是古代为了对付瘟疫发明的，用面皮包住辣椒、羊肉等，对付伤寒很管用。

疫苗来了，打败细菌和病毒

人类虽然有自身的免疫系统，但有一些病毒、细菌特别狡猾和厉害，它们趁免疫系统还没反应过来就攻击了我们，上文提到的瘟疫就是它们猖狂的结果。难道就没有办法对付它们了吗？

在我国，每位小朋友至少要接种 15 种疫苗

世界上第一支疫苗

1796 年，英国医生詹纳在乡下当医生的时候发现那里的挤奶女工几乎都没得过天花。一番研究后，发现她们都曾患牛痘。牛痘其实是牛得天花后引起的感染，会传染给人，但毒性较小。于是，詹纳有了个想法：会不会得过牛痘的人不会再得天花了呢？于是他大胆地把牛痘接种到了一个男孩身上，后来又冒险地给他接种了天花病毒。结果，小男孩果真安然无恙，接种牛痘防天花终于有了事实依据，而牛痘也成了世界上第一支疫苗。

减毒、灭活疫苗

天花疫苗仅仅能对付天花，可还有那么多的病毒、细菌，该怎么对付它们呢？微生物学之父巴斯德想到办法了，他发现把一些病毒进行适当处理、减毒、灭活后，再注射进人体内，就能增强人们的抵抗力。凭借这种方法，他成功制作了炭疽疫苗、狂犬病疫苗、鸡霍乱疫苗等。

直到现在，对病毒进行消毒和灭活仍然是科学家们制造疫苗的方法，比如麻风疫苗等。

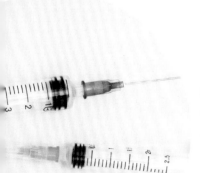

轮到 mRNA 疫苗登场了

蛋白疫苗效果好，感染风险低，可是免疫时间有限，需要多次注射。于是，爱好思考的科学家又将目光投向了里面的核酸，他们研究后发现，核酸的基因序列决定了蛋白质外壳，于是他们把这些基因序列提取出来制成了疫苗，这就是 mRNA 疫苗。它们进入体内，身体会相应地大批量生产蛋白质外壳，然后供免疫系统研究，好让身体产生免疫力。mRNA 疫苗应该是更安全而且免疫效果更好的疫苗了。

蛋白疫苗出现了

疫苗技术在进步，科学家们不满足减毒和灭活的方法，他们仔细研究了病毒，发现病毒就是披着蛋白质外套的核酸（ DNA 或 RNA ）。这次，他们把目标对准了蛋白质外壳，因为它可以帮身体识别病毒。于是，他们用了某些方法，把蛋白质分离出来，然后制成疫苗，注射进身体，这就是蛋白疫苗。

你胳膊上有没有一个小圆疤？那可是你在接种卡介疫苗后留下的小"勋章"哦。

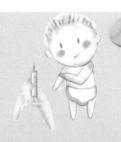

和狗狗玩闹的时候如果不小心被狗挠了或者咬了，一定要赶紧注射狂犬疫苗，得了狂犬病非常可怕哦。

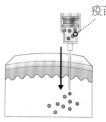
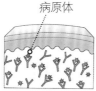

疫苗

抗体

病原体

主动免疫

1 将灭活的或无害的微生物疫苗注射于健康人体。

2 产生抗体、记住微生物。

3 任何时间感染、抗体能识别并消灭该微生物。

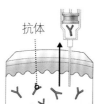
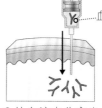
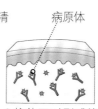

抗体

血清

病原体

被动免疫

1 从新近感染过的人或动物体内获得含有抗体的血液。

2 从血液中分离出含抗体的血清、提纯后注射。

3 抗体可对刚感染的微生物进行攻击或提供短期保护。

疫苗是怎么起作用的?

聪明的你是不是已经发现了，有的疫苗其实就是病毒或病毒的某一部分！是的，这类疫苗的本质就是病毒，只不过已灭活，对人体不会造成什么伤害。因为战胜病毒最终要靠我们自身的免疫系统，疫苗只不过是让免疫系统提前认识一下病毒，这样在真正的病毒进入人体后，它们就能迅速辨认出来并进行拦截。这就是利用疫苗达到主动免疫的作用，还有一种疫苗是将抗体输入我们的人体，让它们去消灭病原体，达到治疗和应急预防的作用，这是被动免疫。这两种免疫方式都是为了让我们的免疫系统变得更强大！

注射完，疫苗就立马起作用吗?

疫苗进入人体不是立刻就起作用的，它得和免疫系统先来一个互动，这个过程被叫作"免疫应答"。形象一点说，就是免疫系统中的淋巴细胞先得花时间识别疫苗中病毒的样子，然后激活，最后产生抗体来对付病毒。

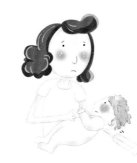

疫苗为什么接种在胳膊上?

一般疫苗都是注射在胳膊上，也有口服或打在大腿上的，不过，胳膊仍然是注射疫苗最主要的地方。这是因为在胳膊上注射，更有利于身体对疫苗成分的吸收；在胳膊上注射，万一出现红肿等不良反应更容易被观察到。

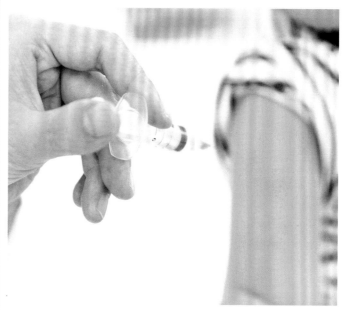

打完疫苗为什么要留观 30 分钟?

疫苗的本质是病毒，虽然说已灭活，但因为每个人存在着个体差异，所以有一部分人群在注射完疫苗后会出现身体乏力、发热、头痛、眩晕等反应，有些甚至会发生过敏性休克。有数据表明，过敏性休克大多都发生在接种后 30 分钟内，所以留观 30 分钟是很有必要的。

打疫苗不能保证不得病

疫苗的保护率不是 100%，但大多数疫苗的保护率都会大于 80%。疫苗不能保证对所有人都有效，有些人因为免疫应答能力低下，会导致免疫失败。尽管如此，打疫苗仍然是预防和控制传染病最有效的手段，而且相对于不接种的人群，即便感染上症状也会轻很多。

古时候种痘可有趣了，大夫会用一根吸管从病人患病的地方吸一口气，然后吹进健康小朋友鼻子里。

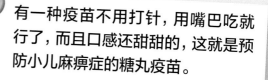

有一种疫苗不用打针，用嘴巴吃就行了，而且口感还甜甜的，这就是预防小儿麻痹症的糖丸疫苗。

对付病毒和细菌，我们可以做什么？

　　读完了瘟疫的故事，你应该发现讲卫生有多重要。是的，尽管我们体内有着强大的免疫军团，但我们生活的环境里处处都有狡猾的病毒和细菌，所以，仅仅依靠人体的免疫系统显然不能万无一失。为了我们的健康，我们要做好身体的第一守护人！

勤洗手

手是接触细菌最多的部位，而且通过手，细菌很容易地就到了嘴巴、眼睛、鼻子、脸等各个部位，所以，勤洗手是我们对付细菌传播最有效的方式，比如，饭前便后要洗手。另外，在公共场合，不要随便地到处乱摸，摸完之后更不要不洗手就吃东西。

小贴士：洗手七步走

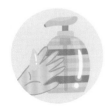

第一步：涂洗手液（或香皂）。双手先用水打湿，冲去可以看见的污迹，然后涂抹洗手液（或香皂），两手搓出泡沫。

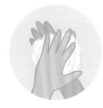

第二步：洗手掌。掌心相对，手指并拢相互揉搓。

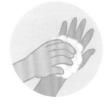

第三步：洗手背及手指。一只手心对着手背，沿着指缝相互揉搓，双手交换进行。

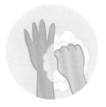

第四步：洗手指。从拇指开始，依次将每根手指背面、侧面、指尖及指甲都洗净，双手交换进行。

第五步：洗手腕。如果手腕也弄脏了，顺便也要将手腕揉搓干净，双手交换进行。

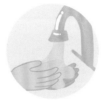

第六步：冲洗双手。两只手的正反面及手指都洗净后，用清水冲洗干净手上的泡沫，正反面交替冲洗。

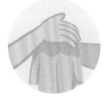

第七步：擦干。用自己专属的干净毛巾或纸巾将手擦干，冬季最好涂抹护手霜。

小朋友在幼儿园要听从老师的安排排队洗手哟！

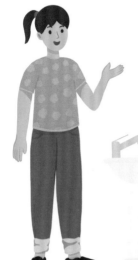
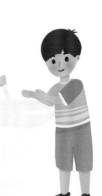
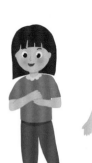
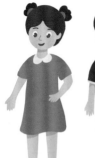
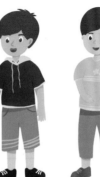
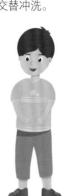

没有肥皂，古代中国人用什么洗手？是草木灰，草木灰中有一种能去油除污的物质。

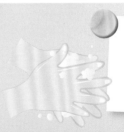

以前孕妇生孩子特别容易死亡，后来发现与医生不洗手有关，所以现在医生手术之前一定会认真洗手，并戴上无菌手套。

戴口罩

很多病毒和细菌都会通过呼吸道进入我们的体内，有效拦阻它们的好方法就是戴口罩，最常见的就是一次性医用外科口罩。佩戴口罩之前、摘下口罩后都别忘了洗手。打喷嚏或者咳嗽的时候不要摘下口罩，最好做到4小时更换一次口罩。

小贴士：正确戴口罩

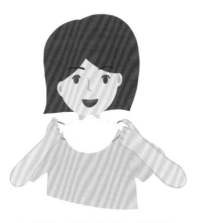

1. 分清口罩的正反面，通常是深色面朝外，如果从颜色上不好区分，那就褶皱处向下的一面朝外。

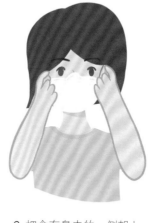

2. 把含有鼻夹的一侧朝上，两只绳子挂在耳朵上戴上口罩。

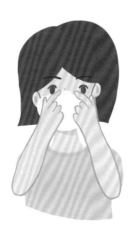

3. 双手手指放在鼻梁两侧，向内挤压，使得鼻夹完全按压成贴合鼻梁的形状。

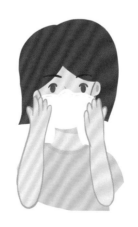

4. 快速呼气，如果空气会从口罩边缘处跑出去，那就再整理或调整一下鼻夹。

如何免受病毒和细菌的侵害

我们的身边就藏着很多有害的病毒和细菌，怎么做才能免受病毒和细菌的侵害呢？试试下面的4种方式吧，远离会使我们生病的病毒和细菌。

1. 清洁小物件

有些病毒和细菌在物体表面能存活很长的时间，所以从外面带回来的玩具等小物品要拜托妈妈帮它们消消毒。

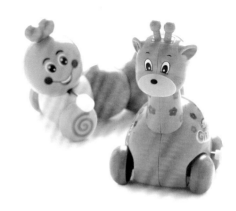

2. 保持距离

在病毒传染期间，一定要注意和别人保持一定的社交距离，最好不要到人群聚集的地方去玩耍。

3. 冲马桶时要盖盖

有的病毒有粪口传播的风险，马桶冲水时会激起里面的病菌，人体通过呼吸导致感染，所以使用完马桶后一定要先盖上盖子再冲水。

4. 外套挂门口

从外面回到家，细菌和病毒可能会依附在衣服表面和你一起回家哦，所以记得把脱下的外套挂在进门处，必要的话，喷些酒精消毒，然后换上在家里穿的衣服。

洗手也有节日，10月15日是全球洗手日，可以提醒大家加强卫生意识，预防传染病。

元朝时，皇宫里给皇帝献食的人会用布蒙住口鼻，防止污染食物，是不是很像现在的口罩？

第九章
消化系统：身体的食物通道

从食物到粪便，你知道食物在我们的身体里经历了些什么吗？在这一章里，我们就一起去探索这个复杂又有趣的过程吧！这一路我们会认识很多器官，它们有各自的工作，却又配合默契，保证了我们的身体最大可能地吸收食物的营养，又及时地把食物的残渣排出了身体。

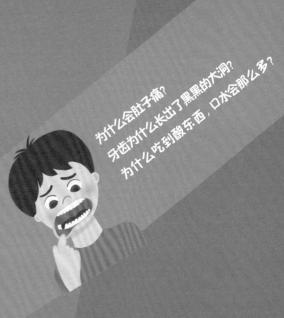

为什么会肚子痛？

牙齿为什么长出了黑黑的大洞？

为什么吃到酸东西，口水会那么多？

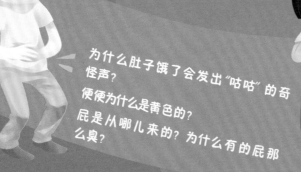

为什么肚子饿了会发出"咕咕"的奇怪声？

便便为什么是黄色的？

屁是从哪儿来的？为什么有的屁那么臭？

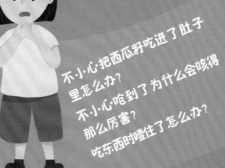

不小心把西瓜籽吃进了肚子里怎么办？

不小心呛到了为什么会咳得那么厉害？

吃东西时噎住了怎么办？

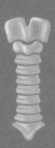

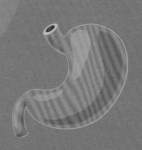

便便是怎么来的

便便是从哪里来的？妈妈说，便便就是我们吃的食物变的，可是，香香的食物怎么会变成臭臭的便便呢？下面就是一个小土豆在身体里的奇遇记，看完之后你就知道答案了。

口腔："咔哧咔哧"把小土豆咬碎

小土豆进入嘴巴，会遭受牙齿的咀嚼，变成土豆碎，在唾液的作用下，土豆碎变软，然后变成小食团。

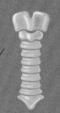

食管：坐上一条长长的"滑梯"

紧接着，小食团就会掉进一条长长的食管中，在这条管子的尽头有一扇门，叫贲门。正常情况下，这个小食团会顺利地穿过这道门进入下一个场所。

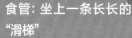

胃：上下翻滚，变得晕乎乎

胃就像一台会分泌胃酸的"洗衣机"，小食团在这里上下翻滚，很快就会被拆解成一个个更小的迷你食团。

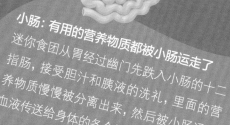

小肠：有用的营养物质都被小肠运走了

迷你食团从胃经过幽门先跌入小肠的十二指肠，接受胆汁和胰液的洗礼，里面的营养物质慢慢被分离出来，然后被小肠通过血液传送给身体的各个地方。

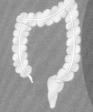

大肠：小土豆最后一点水分也被榨干了

从小肠进入大肠后，小土豆的营养物质已经被吸收得差不多了，但就连最后一点水分，大肠都不放过，就这样，小土豆从一开始湿漉漉的小食团变成了便便。

肛门：变成便便的小土豆完成了身体之旅

你坐到了马桶上，肛门处的括约肌一放松，变成便便的小土豆就这样从你的身体排了出去。

吃进肚里的食物去哪儿了

探秘神奇的消化过程

身体需要能量，所以我们要吃食物。然而，仅仅吃是不够的，还得把吃进去的食物转化成对身体有用的物质，这个过程就叫消化。食物从喉部进入食道，接着挤进胃里，然后进入小肠，有用的物质被吸收，没用的物质进入大肠，最后形成便便。

如果把体内的消化道全部拉直，可达 9 米

唾液腺能分泌有助消化食物的唾液。唾液还有杀菌的功效。

咽是从口腔连接到食管的管道。

不同食物消化时间不同

为什么吃完红薯，很长时间都不饿？为什么吃完西瓜，一会儿就肚子空空了？这是因为不同食物的消化时间不一样。其中，水果的停留时间为 30 分钟至 1 小时；蔬菜为 45 分钟至 2 小时；谷物为 1.5~3 小时；蛋白质为 1.5~4 小时；脂肪为 2~4 小时。这下，你们知道吃什么东西最扛饿了吧！

你知道吗?

吃饱了为什么想睡觉？

吃完饭后，食物进入胃部，胃的蠕动会加快，这时就需要很多的血液来供给，于是，全身各处的血液都需要向胃部提供支援，大脑也不例外。当大脑的血液供应不足时，就会出现短暂性的缺血现象，血压降低，人就会犯困或想睡觉。

不小心吃进西瓜籽怎么办？

吃西瓜的时候，滑溜溜的西瓜籽一不小心就被我们吞进了肚子里，大人总吓唬我们说吃进西瓜籽，肚子会长出一个大西瓜，真的会这样吗？其实，一颗两颗不小心跟随西瓜瓤吃进肚子里的西瓜籽会跟着消化系统运转，最后从肠道里排出体外。

为什么肚子会不舒服？

肚子痛可能是我们最常遇到的不舒服了，可要问你具体哪里痛，你多半回答不出来。如果打开我们的肚子，你会发现里面藏着的大多数是跟消化相关的器官，比如胃、肠，还有肝脏、胰腺等，胃酸分泌过多会胃痛，肠道蠕动不足会便秘，肠道蠕动过快会拉肚子，这些表现出来都是肚子痛。

肝是人体营养物质的储存库房。

小肠的作用是消化和吸收营养。

大肠能从食物的残渣中吸收水分，最终形成了臭臭的粪便。

虽然人的阑尾已退化，但得了阑尾炎，疼起来真要命。

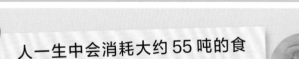

人一生中会消耗大约 55 吨的食物，相当于 10 头陆地上最大的哺乳动物非洲象的重量。

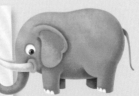

吃进身体的食物，经过消化道到排泄需要 24~72 小时。

食管是连接咽部
和胃之间的管道，
有 25 厘米长。

胃就像一个袋子，它不
仅储存我们吃下去的食
物，还能分泌胃酸，不
停蠕动，将食物加工成
浆状，运往小肠。

便秘的话，便便暂时
存放在直肠。

便便从肛门排出。

动物们奇奇怪怪的消化功能

动物和我们一样都需要吃东西，那么身体免不了会进行食物的消化过程，只不过，大自然太神奇了，导致一些动物会有一些奇奇怪怪的消化方式，一起去见识下吧！

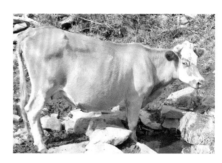

牛：反刍

牛是食草动物，而草特别难消化，所以食草动物一般都有着发达的胃，牛的胃就分成了 4 个。牛先将草简单咀嚼后就囫囵吞下，把它们存在某个胃里，到了晚上休息的时候，牛就会把这部分食物重新从胃里运回到嘴里，再细细咀嚼。这就是食草动物的反刍行为，食肉动物就没有这种本领。

熊猫：食肉动物偏偏吃素

在动物园里会看见熊猫在津津有味地啃着竹子，所以熊猫是食草动物吗？在生物学分类中，熊猫是食肉目动物，原本它也是吃肉的，由于生存环境变化，难以捕获肉食，所以就改吃竹子了。但熊猫仍然保留着食肉动物的消化系统，肠子比较短，竹子进入身体后很快地就被排泄出来。为了保证身体获得足够的营养，因此一只成年熊猫平均每天有 14 个小时都在不停地吃竹子。

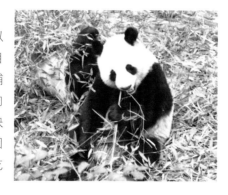

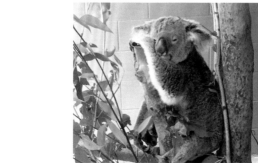

树袋熊：拉出的便便是立方体

树袋熊憨厚又可爱，它有一个奇特的地方在于它拉出的便便是个立方体。它是怎么做到的？原来这是因为它有一个与众不同的消化系统。树袋熊每次进食的量并不多，不过这些食物在它们的肠胃里要经过数十天的时间才能消化，在食物逐渐变成废渣的时候，水分也在不断被重复吸收，在进入肠道的最后部位时不断受到挤压，所以就慢慢形成了立方体的形状。

人消化食物需要能量，这占到人体消耗的总能量的 5%~15%。

 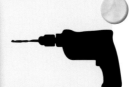 世界上最响亮的打嗝声为 112 分贝，比电钻声还要大。

牙齿：负责咀嚼食物

人体最坚硬的部位

牙齿是消化系统的一个重要组成部分，负责切割和捣碎各种食物，帮助其他消化器官更好地分解和吸收食物。

我们拥有多少颗牙齿？

刚刚出生的小婴儿一颗牙齿都没有，随着慢慢长大，他们会逐渐萌出 20 颗乳牙。但是这小小的乳牙担负不了强大的咀嚼功能，所以 6 岁的时候，乳牙会慢慢脱落，恒牙会慢慢长出，等到恒牙全部长齐时，会有 28~32 颗不等，它们会伴随我们的一生，所以要好好照顾它们。

为什么会牙疼？

牙疼的感觉可不好受。既然牙那么坚硬，为什么还会痛呢？牙齿表面有一层牙釉质，下面是一种被叫作牙本质的骨状物质，里面是牙髓腔，是一种又软又敏感的组织，含有血管和神经细胞。最外面的牙釉质很脆弱，如果有洞的话，食物中的糖等物质就会刺激牙髓腔里的神经细胞，牙疼就是这么产生的。

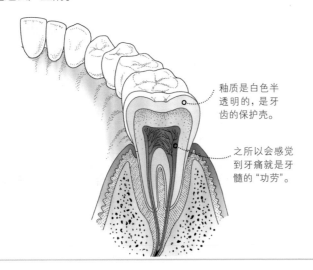

釉质是白色半透明的，是牙齿的保护壳。

之所以会感觉到牙痛就是牙髓的"功劳"。

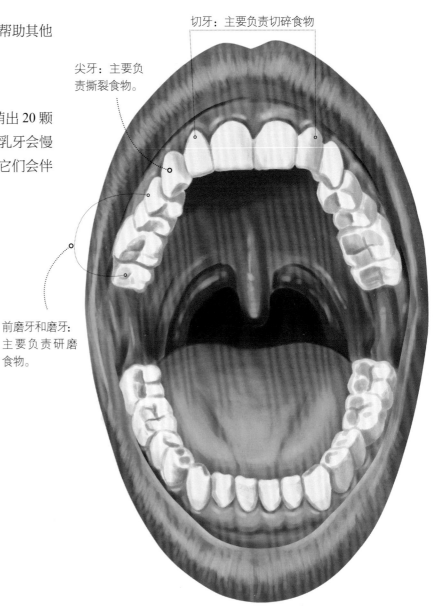

切牙：主要负责切碎食物

尖牙：主要负责撕裂食物。

前磨牙和磨牙：主要负责研磨食物。

牙齿很坚硬，当其他器官都变成尘土消失后，只有石化的臼齿证明你曾经在这个地球上生活过。

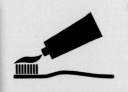
一生之中，你用来刷牙的时间加起来大概会有 80 天。

神奇的换牙过程

不知道你已经经历了换牙，还是正在经历换牙过程，不过，要告诉你换牙真的很神奇！你以为乳牙是自动掉下来的吗？其实，你是带着两副牙齿出生的，下面那副一直隐藏着，不过它会慢慢地生长，等到它长大了，它就会把乳牙顶掉自己长出来，这就是换牙的过程。

牙齿是越白越好吗？

你是不是以为白白的牙齿才代表着健康、代表着好看。我要告诉你，真相是健康的牙齿颜色其实是淡黄色的。牙齿外面的牙釉质是半透明的，里面的牙本质是黄色的，所以呈现出来就是淡淡的黄色。

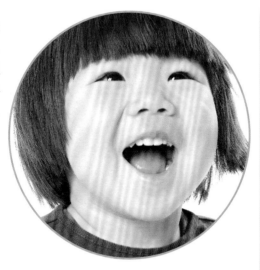

为什么牙齿会怕冷？

正常情况下，牙齿外面那层坚硬的牙釉质对冷、热并没有太大的感觉。但是，如果这层牙釉质遭到了破坏，保护不了里面的神经，就会对冷或热的刺激物产生反应，就会有疼的感觉。

牙齿的咬合力有多大？

或许你在电视上见过有人利用牙齿的咬合力来拉动一辆小汽车，这是牙齿咬合力的惊人表现，但如果你就此以为人类的咬合力就是如此强大，那么你就错了。一个普通的健康人，咬合力在 23~68 千克，日常生活中，用来咀嚼食物时不需要使上全部的咬合力，10~25 千克的咬合力足矣。如果要论起大自然的"铁嘴钢牙"，人类在右边这些动物面前只能甘拜下风！

动物世界的"铁嘴钢牙"

把人类的咬合力放到大自然中比较才知道人类和动物之间的差距有多大，不信的话一起来见识下动物世界里的"铁嘴钢牙"吧。

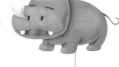

5 **第五名 河马**

我们常常以为河马是以巨大的体型取胜的，但其实它的咬合力也非常恐怖，达到 816 千克，其他动物吃不了的"硬骨头"，河马吃得津津有味，它吃一个西瓜相当于我们吃一颗葡萄。

4 **第四名 美国短吻鳄**

美国短吻鳄凭借 998 千克的咬合力，几乎可以在水里横着走，即便是狮、虎、豹这样的陆地王者，也不敢轻易去短吻鳄的地盘招惹它。

3 **第三名 尼罗鳄**

如果要给美国短吻鳄找到一个对手，那肯定是尼罗鳄，也叫非洲鳄，在非洲生活的动物中，它几乎处于食物链的顶端，因为它的咬合力高达 1 134 千克。

2 **第二名 大白鲨**

大白鲨的牙长达 10 厘米，呈三角形，上面还有锯齿，最关键的是，它的咬合力达到 1 800 千克，如此强悍的咬合力让它成为海洋里的顶级掠食者。

1 **第一名 湾鳄**

它有一个鼎鼎大名的外号，叫食人鳄，是已知鳄鱼品种中体型最大的一种，它的咬合力高达 1 905 千克，接近 2 吨。

人类仗着牙齿的咬合力，有时会用牙齿开瓶盖，但若经常这样，就会有崩、裂的风险。

牙齿是上下牙咬合排列生长的，失去一颗牙，另一颗牙会一直生长。所以，失去一颗牙后最好及时修补，保证其他牙齿的健康。

消灭蛀牙，牙齿健健康康

虽然我们的牙齿很坚硬，一般的食物到了它面前都逃脱不了被粉碎的命运，不过如果我们没有照顾好它们，它们也会很脆弱。小朋友们最常见的就是牙齿会长出黑乎乎的大洞，特别疼。如果不想牙齿有洞洞，那就跟着下面的小知识学起来吧！

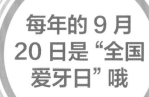

每年的9月20日是"全国爱牙日"哦

揪出让牙齿长出洞洞的"大坏蛋"

这个"大坏蛋"就是细菌。它们偷偷溜进了我们的口腔，特别喜欢牙齿这个地方，于是就舒舒服服地住了下来。它们会分泌一种酸性物质，这可是牙釉质的"天敌"，会把牙釉质一点一点地腐蚀掉。攻破牙釉质这一层坚硬的"外壳"后，细菌就畅通无阻地进入了牙本质，它们一边进入一边继续分泌酸性物质，就这样，牙本质也被破坏了，连带刺激到里面的神经，神经会把"痛"的信息传递给大脑，我们就能感觉到牙痛的"魔力"了！

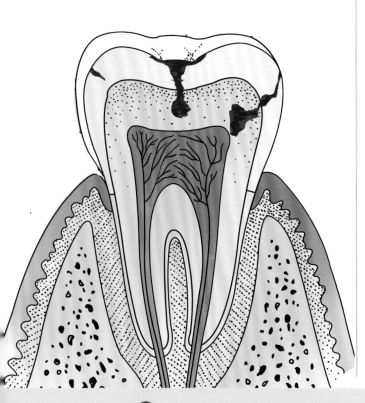

蛀牙最喜欢的小朋友

蛀牙特别喜欢下面几种小朋友，快来看看有没有你！

1. 超级爱吃糖的小朋友

小朋友都爱吃糖，因为它甜甜的。可你知道吗，细菌和你一样也爱甜甜的东西。所以，如果吃太多含糖高的食物，比如说糖果、饼干、蛋糕等，这些多余的糖分会附着在牙齿上，然后就吸引了细菌过来，最后形成了蛀牙。

2. 爱喝碳酸饮料的小朋友

很多小朋友都喜欢喝碳酸饮料，比如可乐之类的，可你们不知道，碳酸饮料里面含有很多酸性物质，长期喝的话，它们会伤害牙釉质，一样也会形成蛀牙。

3. 不爱刷牙的小朋友

有的小朋友没有吃很多的糖，也没有喝太多的碳酸饮料，可为什么也长出了蛀牙呢？这大概是因为他们不爱刷牙，不注重口腔卫生的缘故。要知道，口腔不清洁也会增加得蛀牙的概率。

4. 牙齿长得不整齐的小朋友

有的小朋友牙齿没有长好，排列得不整齐，缝隙位置难以清洁，自然会留下更多的食物残渣。如果清理不及时的话，细菌就容易生长，最终会带来蛀牙。

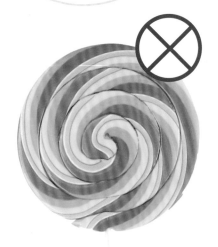

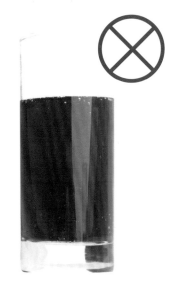

牙齿最喜欢30~36℃的水温，太冷或太热都易刺激牙神经，所以用接近体温的水刷牙最好。

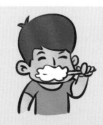

晚上刷牙比早上刷牙更重要，因为入睡后，口腔清洁能力变差，细菌会疯长。

怎么让蛀牙远离我？

蛀牙就像嘴巴里的小"怪物"，它活跃起来，我们就会牙疼，然后吃也吃不下，睡也睡不香，特别难受。如果你不希望你的嘴巴里住着这样一群小"怪物"，其实，也不是没有办法——

1. 牙齿清洁很重要：口腔清洁了，细菌就乖乖不见了，所以，我们要认真刷牙，饭后最好要漱漱口。

2. 吃东西也要注意：甜食和碳酸饮料可不能想吃就吃，想喝就喝了，吃喝之前不妨想一想，引起蛀牙的细菌也很喜欢它们！

3. 不良习惯要纠正：影响牙齿健康生长的坏习惯要及时纠正了，比如说咬指甲，用口呼吸等。

4. 定期拜访牙科医生：不要害怕牙科医生，他们会定期地帮我们检查口腔，看看牙齿有没有问题。

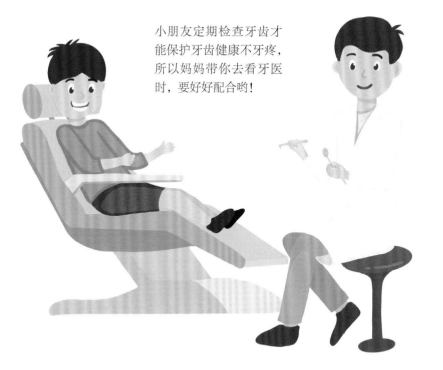

小朋友定期检查牙齿才能保护牙齿健康不牙疼，所以妈妈带你去看牙医时，要好好配合哟！

认真刷牙，科学护牙

刷牙是帮助我们预防蛀牙常用的方法之一，不过，刷牙不能胡乱地刷，对小朋友来说，圆弧刷牙法和巴氏刷牙法都是可以推荐的科学的刷牙方法，跟着下面的圆弧刷牙法学起来吧！

圆弧刷牙法

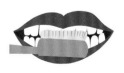

1. 牙齿外面：将上下牙轻轻咬住，选择软毛的小头牙刷，让牙刷和牙齿成45°，在牙龈和牙齿的交界处，以圆弧形的方式反复刷。

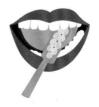

2. 前牙内侧：将牙刷竖起，清洁上下门牙内侧，上牙向下刷，下牙向上刷。

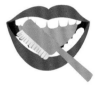

3. 后牙内侧：将牙刷以45°的角度向侧面倾斜，在后牙内侧以圆弧形方法清洁。

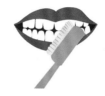

4. 咬合面：将牙刷竖起，清洁牙齿的咬合面。

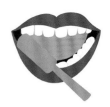

5. 最后两颗牙：半张口，将刷头竖起，从牙的内侧面沿着牙龈，转过牙的最后面，然后刷到外面。

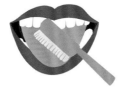

6. 舌头表面：将牙刷垂直于舌头表面，由内向外清洁舌面隐藏的食物残渣和细菌。

 鲨鱼一生不断地换牙齿，牙齿快不好了就会被替换掉，所以它们很少有蛀牙。

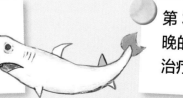

第3磨牙也叫智齿，是萌出时间最晚的牙齿，易引起疼痛，需要去医院治疗。

唾液：把食物加工成小食团

让吞咽食物这件事变得更顺利

唾液就是口水，它能帮助我们进食和消化食物。咀嚼时，唾液会混入成糊状的食物中，让它变得更加柔软和黏稠，从而更容易被吞咽。而且，唾液中的一些化学物质还能帮助分解食物，促进消化。

唾液从哪儿来的？

我们的嘴巴就像一个潮湿的拱形宫殿，潮湿的原因就在于唾液。我们的嘴巴被 12 个大唾液腺包围着，最主要的三大唾液腺分别为腮腺、舌下腺和颌下腺。一个成年人，每天会分泌 1~1.5 升的唾液，一生之中分泌大约 30 000 升的唾液。

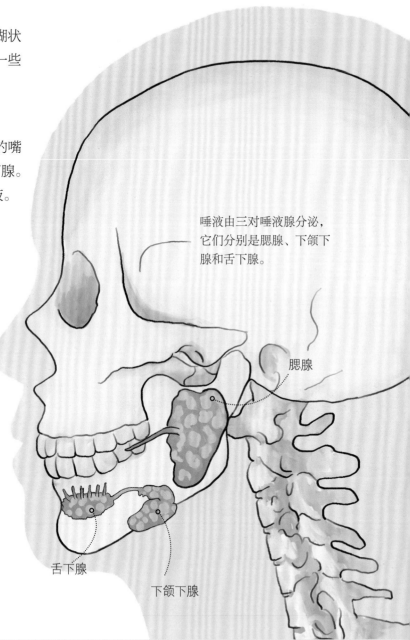

唾液由三对唾液腺分泌，它们分别是腮腺、下颌下腺和舌下腺。

腮腺

舌下腺

下颌下腺

唾液是由什么组成的？

唾液里几乎都是水，水的占比大约为 99.5%，只有 0.5% 的成分是别的东西。别小看这部分东西，它充满了有用的酶，也就是能加速化学反应的蛋白质。当食物还在嘴巴里的时候，这些酶中的淀粉酶就开始分解淀粉形成麦芽糖了，这就是当你嚼着米饭或面包，嚼着嚼着能感受到一丝丝甜味的原因。

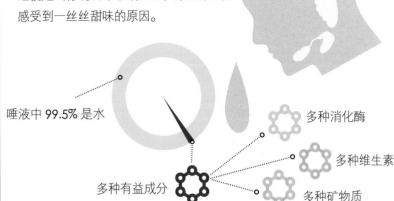

唾液中 99.5% 是水

多种消化酶

多种维生素

多种矿物质

多种有益成分

 嘴巴一直在分泌唾液，每年会产生 365~548 升的唾液，而且大部分会被我们吞下。

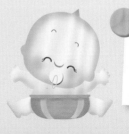 我们不是天生就会吞咽唾液的，小婴儿就不会，所以总是流口水，他们直到 2 岁才学会控制嘴部肌肉。

唾液的神奇功能

　　很多人都觉得唾液没什么用，所以有的小朋友喜欢吐口水玩乐，这可是对唾液最大的误解了。唾液可是我们身体的一个大宝贝，除了能帮助消化食物，它的好处还有很多很多。

为什么早上醒来的时候感觉嘴巴脏兮兮的？

早上醒来，嘴巴里黏黏的，甚至还有一股说不清的怪味道，这是微生物大量滋生、聚集而产生的。唾液的分泌有规律，通常白天分泌得多，夜晚分泌得少，而唾液又有着杀菌的功效，所以睡前刷牙是个让口腔清洁的好办法。

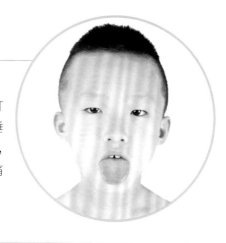

为什么不小心咬到嘴巴内壁或舌头不会特别疼？

也许你会反驳我，怎么会不疼呢？不小心咬到舌头可疼了。可是，有科学研究发现，唾液中含有一种叫"唾液镇痛剂"的强效止痛成分，但它的剂量实在太小了，所以镇痛作用没有那么明显。但如果没有唾液的止痛功能，咬到的舌头会不会比现在更疼呢？

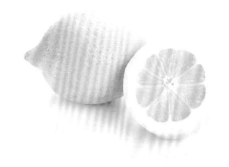

为什么吃到酸的食物，口水会增多？

其实不要说吃到酸的食物了，就算让你想到梅子、柠檬等酸的食物时，你是不是已经感觉到嘴巴里的唾液悄悄多了起来？这是因为唾液有着稀释的作用，当酸、苦的食物进入嘴巴时，唾液分泌增加，会稀释这些酸、苦的味道，有助于我们吞咽下去或者吐出来。

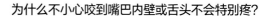

每天吃那么多食物，为什么嘴里还能保持清洁？

食物被咀嚼后，相当一部分会在唾液的帮助下向下进入喉部，然而总会有一小部分赖着不肯走。它们狡猾地躲在牙齿缝里，找准时机就会伤害我们的牙齿。唾液的冲洗功能此时就派上了用场，它们在口腔里缓慢地流动着，时不时地就捎带上那些食物残渣，保证了我们口腔的清洁。

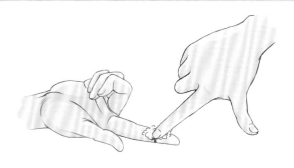

磕破了皮，为什么奶奶爱用唾液帮助止血？

小磕小碰后，奶奶会在伤口处蘸上口水，神奇的是，过了一会儿就不流血了。其实，这是利用了唾液的止血功能。唾液中含有表皮生长因子，能促进新生细胞代替老死细胞。不过，这只能作为应急之用，毕竟唾液中可能会携带一些细菌，容易引起感染。

燕窝是金丝燕的唾液产物，蜂蜜是蜜蜂采集花蜜，经唾液加工后的产物。动物的唾液原来是有价值的。

中华穿山甲一顿会吃掉 500 只白蚁，这得益于它长长的舌头和舌头上黏黏的唾液，这些唾液会牢牢粘住白蚁。

食管：运送食物的通道

身体的"第一通道"

　　食管的位置开始于咽喉，是消化管道的一部分。成年人食管的长度大概为25厘米，是一个由肌肉组成的通道，它并不具备消化功能，它只负责把食物运输进胃里。

倒立时，食物还能进入胃里吗？

　　食管的肌肉是按一定规律进行收缩的，使食物按照从口腔向胃的方向进行蠕动，帮助食物从口腔进入胃里。这种蠕动方向是一定的，所以无论你以哪种姿势进行吞咽，食物都只会从口腔进入胃里，除非食管的下端出现故障，就有可能引起食物反流。尽管如此，我们吃东西的时候还是得规规矩矩的，千万不要用奇奇怪怪的姿势吃东西！

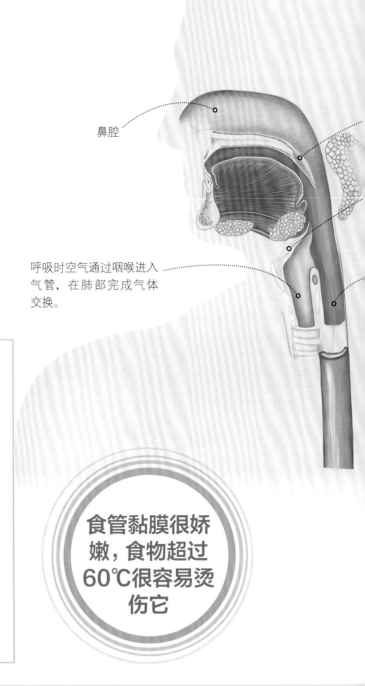

鼻腔

呼吸时空气通过咽喉进入气管，在肺部完成气体交换。

为什么呛到会咳嗽不止？

当我们边说话边吃饭的时候，一不小心就会突然呛到，然后就咳嗽不止，这是什么情况？我们知道，食管和气管相互独立，当食物向食管移动时，软腭会关闭鼻腔，会厌会关闭喉部，伴随着食管蠕动，食物顺利进入胃里。但是当食物不小心进入气管后，会迅速引起会厌的强烈反射，通过不断地咳嗽帮助食物从气管中咳出来，减少误吸的危险。

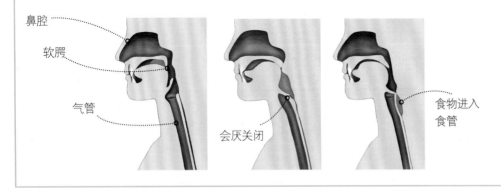

鼻腔

软腭

气管

会厌关闭

食物进入食管

食管黏膜很娇嫩，食物超过60℃很容易烫伤它

食物从口腔经食管到胃大概需要9秒，所以当你吃了烫的食物时，口腔和食管要承受9秒被烫。

为了避免吞咽时食物进入气管，气管在吞咽时会被会厌封闭，但这个时间极为短暂。

噎住了怎么办？

吃东西的时候一不小心就会呛到、噎到，有的时候可以通过咳嗽咳出来，但严重的话则会引起窒息，危及生命，所以千万不要不当回事。接下来，我们不妨一起来学习几个急救方法，以防万一！

婴幼儿急救法：倒提法

软腭

会厌让气管和食管共用咽喉却能相互独立。

吞咽时食物通过咽喉进入食管，然后进入胃里。

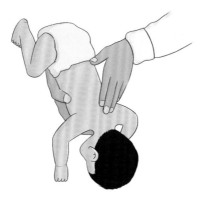
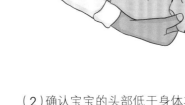
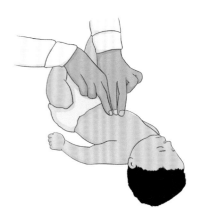

（1）让宝宝趴在施救人的手前臂或双腿上，然后用手托起宝宝的颈部和头部。

（2）确认宝宝的头部低于身体其他部位以后，用手掌根快速且用力地拍打宝宝两肩胛骨之间5次。拍打5次之后，将宝宝身体翻转过来，头部依旧低于身体其他部位，观察宝宝口腔以及脸色。

（3）如果异物尚未排出，可以把手指放在孩子乳头连线稍下方的胸骨上，快速用力按压5次，注意查看异物是否排出。

1岁以上的儿童、大人：海姆立克急救法

（1）施救者从后方抱住患者，让患者的背部贴近施救者的腹部。

（2）一手握拳，使拇指突出的关节部分按在患者腹部中央，即肚脐稍上方、胸骨下方，另一手包住拳头。

（3）用拳头快速、用力地推压患者腹部，直至异物排出，或者救援人员到达现场。

成人自救法

如果自己一个人在家被噎住了，一定要趁自己意识清醒的时候，一手握成拳，另一手包裹住，快速向内上方冲击肚脐与肋骨中间的位置，直到将异物排出。

如果自身力气不够，可寻找一把带靠背的椅子或者桌子，将自己的腹部按压在桌角、椅背或者其他坚硬的物体上向内向上冲击，一定要快和准！反复冲击几次，直到异物排出。

当然，这种方法必须要保证自己经过正规学习，并掌握了正确的动作要领，千万不要盲目使用，否则容易对身体造成伤害。

如遇到以上突发情况，自己急救未能成功，请及时去往医院寻求医生的帮助。

 异物若进了食管，会发出类似"呃呃啊"的声音；若进了气管，会无法发声，而且呼吸会慢慢不畅。

 人在清醒的时候大约每分钟会吞咽1次，睡着了也会吞咽，大约每小时吞咽2.9次。

胃：消化食物的大口袋

人体最大的消化器官

食物吃进嘴里后，经过食管，然后就会来到胃里。我们的胃长得像一个大茄子，它的位置和形状会随着食物的多少和身体姿势的变化而有所不同。饿的时候胃会收缩，饱的时候胃会变大。

> 胃只有拳头大小，但能撑大 20 倍，就像大口袋

连接咽喉与胃的是食道。

这是食道和胃的接口。

消化食物却不能吸收营养的胃

我们的胃只有三个功能：胃有暂时存储食物的作用；胃液有助于食物的消化，胃的蠕动帮助食物进入小肠；胃酸可杀菌，能灭杀食物中含有的各种细菌等微生物。由此可以看出，胃只有消化功能，至于食物中的营养如何被身体吸收，那就是肠道的功能了。

胃转弯的凹处。

胃不仅会消化食物，也会消化自己

无论吃进去什么食物，强大的胃酸都能对它们进行分解和消化，那么胃酸会不会不小心误伤了胃呢？其实会的，但胃也有自保的方法，在胃的表面有一层起保护作用的黏膜，同时胃还会分泌黏液来中和胃酸。

你知道吗？

倒立的时候，食物会从胃反流进食管吗？

食物都是经由食管向下进入胃部的，但如果倒立呢？其实，就算倒立，食物也不会反流进入食管。食管和胃相连的地方叫贲门，贲门内有一圈括约肌，正常情况下，括约肌是收缩的状态，只有当食物通过贲门进入胃时，它才会舒张开来，开放通道，当食物通过后，它又立刻关闭通道。

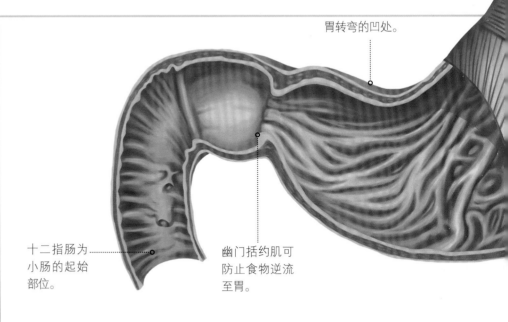

十二指肠为小肠的起始部位。

幽门括约肌可防止食物逆流至胃。

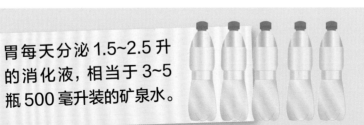
胃每天分泌 1.5~2.5 升的消化液，相当于 3~5 瓶 500 毫升装的矿泉水。

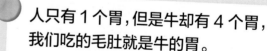
人只有 1 个胃，但是牛却有 4 个胃，我们吃的毛肚就是牛的胃。

食物在胃里的经历

食物进入胃里，待上几个小时后，就会变成一种叫作食糜的糊状液体，究竟食物在胃里都经历了什么？

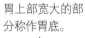

胃上部宽大的部分称作胃底。

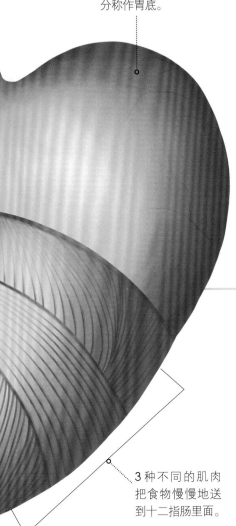

3种不同的肌肉把食物慢慢地送到十二指肠里面。

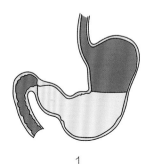

1

胃里面充满了吞下的食物，这时，胃开始分泌胃液来消化它们。

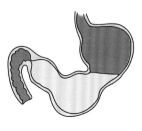

2

胃壁上的肌肉每分钟收缩3次，充分地挤压和研磨食物。

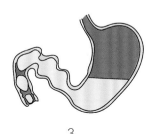

3

变成食糜的食物从幽门括约肌的开口进入小肠。

为什么一紧张就胃痛？

要考试了，突然感觉胃痛，考完试就好了，这是怎么回事？原来，考试前太紧张，引起自主神经紊乱，然后就影响了胃部黏液的分泌。当胃酸太多，黏液来不及中和时，胃酸就会腐蚀胃黏膜，我们就会感觉胃痛。

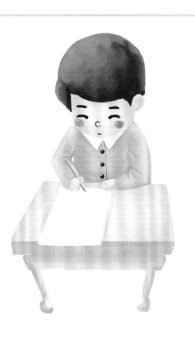

 胃酸的pH值为1，酸性极大，连铁片都会被腐蚀，却对口香糖、头发一点办法都没有。

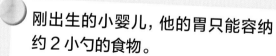 刚出生的小婴儿，他的胃只能容纳约2小勺的食物。

小肠：蜿蜒曲折的消化通道

消化吸收的主要场所

小肠是消化管道中最长的一段，上端与胃部相连的一段叫十二指肠，下端与大肠相连的地方叫回盲部。食物从胃进入小肠后，在小肠内进一步消化和吸收，营养物质跟随血液一起滋养身体其他部位。

小肠的小秘密

小肠分 3 段，分别是十二指肠、空肠和回肠。十二指肠是小肠里最短、最粗、位置最高的一段，外形特别像英文字母 C，因为它的长度与 12 根手指并拢在一起的长度近似，所以得了此名。在空肠、回肠的肠壁内侧分布着很多环形皱襞，还有很多绒毛样细小的突起，我们叫它们肠绒毛，它们能帮助肠道更好地进行消化和吸收。

你知道吗？

为什么喝完牛奶会拉肚子？

有一部分人，每次喝完牛奶都会拉肚子，这是为什么呢？除了前文提到的过敏反应，小肠无法吸收乳糖也是原因之一。小肠里有一种乳糖酶，如果缺乏或不足，就不能消化牛奶中的乳糖，人体就会出现肚子胀痛的现象，严重一点的还会拉肚子。

肠子也会"咕咕"叫

肠道内既有气体，也有液体，在肠道蠕动的时候，它们也随着一起流动，然后就会产生一种"咕咕"声，叫作肠鸣音。一般情况下，我们不太容易听到，只有当肠道功能发生异常，比如阻塞不通的时候，我们才能听到明显又频繁的"咕咕"声。

肠道中很热闹

肠道中存在着大量微生物，帮助肠道完成消化和吸收，部分肠内细菌能合成多种人体必需的维生素、氨基酸，还有些能促进肠道吸收的微量元素。

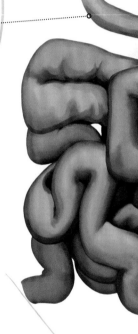

小肠又细又长，总长度能达到 6 米

这是我们凹凸不平的胃壁。

十二指肠是小肠中长度最短、管径最大、位置最高、最为固定的小肠段。

小肠弯弯曲曲的，如果把它展开，面积接近半个网球场的大小。

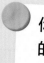

你是不是以为小肠黑黑的，臭臭的？并不是，在显微镜下，小肠看上去粉粉的。

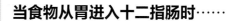

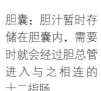

空肠是小肠的第二部分，长度有 2~2.5 米。

空肠消化、吸收能力强，蠕动快。

回肠是小肠的第三部分，也是最长的部分。

当食物从胃进入十二指肠时……

为什么食物在小肠能得到充分的消化和吸收呢？那是因为这里有很多的消化酶，这些消化酶都是从哪里来的呢？

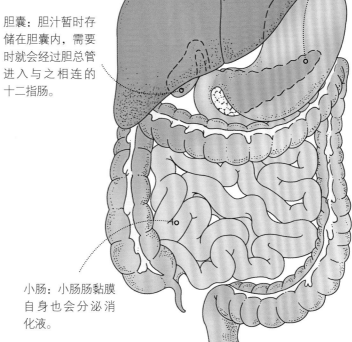

胰腺：产生的胰液直接经过胰管进入相连的十二指肠。

胆囊：胆汁暂时存储在胆囊内，需要时就会经过胆总管进入与之相连的十二指肠。

小肠：小肠肠黏膜自身也会分泌消化液。

小肠一般有 4~6 米长，但小肠皱褶却约有 200 平方米，相当于一幢小别墅了。

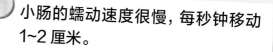

小肠的蠕动速度很慢，每秒钟移动 1~2 厘米。

肝脏：大名鼎鼎的解毒工厂

肝脏是人体最大的实质性器官，除了体积和质量大，温度也比其他器官相对高一些。它呈现出深紫色，静静地躺在右上腹，既不像心脏那样时时刻刻在搏动，也不像胃肠那样一刻不停地在蠕动，它不发出一点儿动静，是很"安静"的人体器官。

大名鼎鼎的解毒工厂

我们吃进去的食物中，包含有用的营养物质，也不可避免地会有有害物质，身体也会代谢出各种废弃物质。无论是哪种物质，都会跟随血液流入肝脏。在这里，肝脏开始发挥出强大的解毒功能，那些有害的物质会被处理为毒性更小或者更容易溶解的物质，最后跟随胆汁或尿液排出体外。

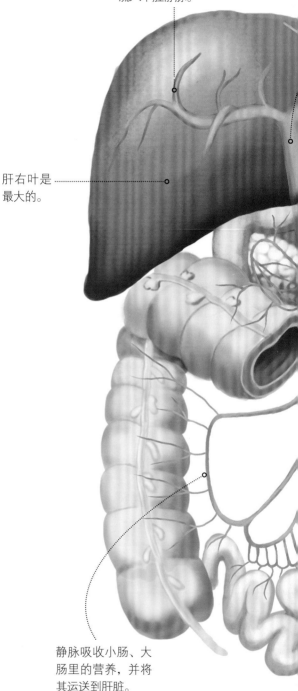

肝静脉负责将肝血液流入下腔静脉。

肝右叶是最大的。

静脉吸收小肠、大肠里的营养，并将其运送到肝脏。

你知道吗？

不会喊痛
肝脏是身体里有名的"哑巴"器官，这是因为肝脏内部没有痛觉神经，所以即便出现异常，我们也感觉不明显。尽管它很少来"烦"我们，但一旦来"烦"就会是特别严重的问题，所以平时要好好地保护它。

只有 20% 在运作
你能想象得到，肝脏只需要 20% 地部分运行正常，身体就能正常运行吗？是的，肝脏就是这么神奇。而且，肝脏的自我修复能力还特别强大，即便切除掉四分之三，剩下的部分也会迅速再生。

肝也需要减肥
如果要问肝有没有害怕的东西，有，那就是脂肪。没想到吧，而且，脂肪对肝脏的伤害还不小呢。最关键的是，肝脏会偷偷地长胖，等我们意识到的时候，肝脏已经"胖"到受伤了。

 正常情况下，肝脏一天能分泌 800~1 000 毫升的胆汁，相当于 2 瓶矿泉水。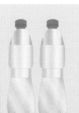

 肝脏的重量占到了人体体重的 2%，和大脑的重量差不多。

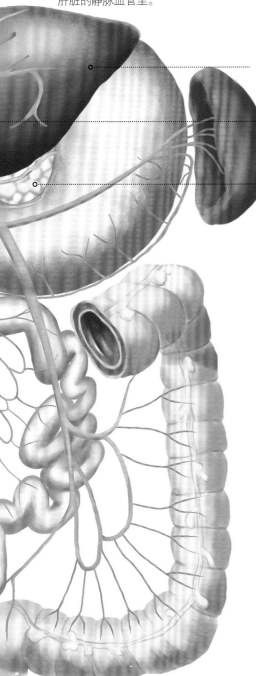

门静脉从消化器官集合血液，把它们送到肝脏的静脉血管里。

肝左叶比肝右叶小很多，很容易看出来。

镰状韧带把肝脏分成了两个部分。

胰腺藏在了胃的后面。

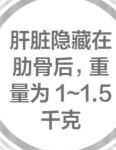

肝脏隐藏在肋骨后，重量为1~1.5千克

肝脏的神奇小秘密

默默无闻的肝脏隐藏着特别神奇的小秘密，只有了解它们，我们才能更好地爱护肝脏。

人体小血库

为什么我们正常献血后并不会因为血液减少而不适呢？其实，在我们每个人体内都有大大小小的"血库"，肝脏就是一个小血库。肝脏中的血管丰富，加上自身具有一定的造血功能，所以在人体缺血的时候，它能及时地补血。

安全小卫士

我们知道，肝脏是有名的"解毒工厂"，其实，它不光能过滤毒素，还能捕获和破坏混进食物中的有害细菌和病毒。因为它拥有数量庞大的吞噬细胞，具有强大的吞噬功能，所以是肝脏防御系统的第一道防线。

人体加油箱

如果我们某一天没吃早饭，身体里的血糖太低，我们是不是很容易出现头晕眼花的现象？葡萄糖，也就是血糖，它相当于人体的燃料，让我们充满能量。你知道吗，肝脏也喜欢糖，平时它会将葡萄糖合成为肝糖原储存起来，等到人体需要的时候又会把它们分解成葡萄糖释放出来。

 肝脏细胞的更新周期约为5个月，相当于每年我们都会长出一副新肝脏。

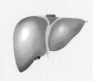 肝脏的温度能达到38℃，是所有器官中温度最高的，被称为"内脏火炉"。

胆囊：一肚子"绿水"

和"胆小鬼"里的"胆"不是一回事哦

肝脏会产生绿色的液体，也就是胆汁，它被暂时地储存在胆囊内，等到需要消化食物时，胆囊就会把胆汁放出去，帮助小肠消化和吸收食物。

胆囊虽小，功能不少

从外表看，胆囊长得特别像一个梨子，长 5~8 厘米，宽 3~5 厘米。比起肝脏，它就是一个小小的"袋子"，别看小，功能却不少。它不仅负责暂时保管胆汁，还能吸收胆汁中多余的水分，将胆汁进一步浓缩成精华。当食物进入小肠时，胆囊受到刺激而开始收缩，胆汁因此可以顺利地流入小肠，在那里促进食物的消化和吸收。

胆是中空的囊状器官，胆内贮藏的胆汁，是一种精纯、清净、味苦而呈黄绿色的精汁。

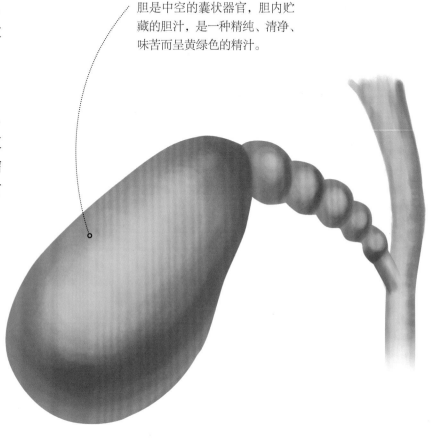

胆囊里为什么会长出石头？

饮食要有规律，如果我们经常在该吃饭的时候不吃饭，饿了之后又暴饮暴食，这样，过多的胆汁就会淤积在胆囊内，然后胆固醇结晶就会出现，慢慢地就会形成胆结石了。另外，不爱运动，爱吃油腻的食物，不吃早餐，饭后爱吃零食……这些坏习惯都容易形成胆结石。

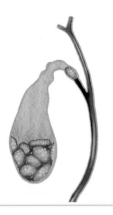
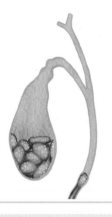

健康人体排出的便便是黄色的，这种黄色来源于胆汁中的胆红素。

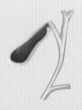
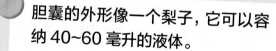
胆囊的外形像一个梨子，它可以容纳 40~60 毫升的液体。

胰腺：神奇又神秘

身体里的第二大消化器官

　　胰腺又细又长，长得像一把深黄色的勺子，是人体的第二大消化器官，主要用于生产消化液。胰液就是胰腺的分泌物，它是一种透明的液体，进入小肠后，被肠液中的消化酶激活，具有很强的消化能力。

胰腺：得罪不起的器官

　　胰腺是个小不点，而且很害羞，躲在胃的后面，被肠道包围着，所以我们根本摸不到它。但是，这个小不点肩负着消化和代谢两大功能。它分泌的胰液能帮助消化食物，所以它一旦闹情绪，我们就会消化不良；另外，胰腺还分泌胰岛素，血糖稳定全靠它。可以说，小胰腺发挥大功效。

胰腺的艰难发现过程

胰腺个头小，藏得又深，所以一开始大家都不知道肚子里还有这么一个器官。古埃及人认为胰腺就像一块"普通的脂肪组织"；我国清代的中医以为只有"夷人"（外国人）才会长这玩意儿，从而确立了"胰腺"一词的起源。直到1869年，病理学家在显微镜下发现胰腺的组织结构；1889年，外科医生通过给狗切除胰腺，才最终发现了胰腺的功能。

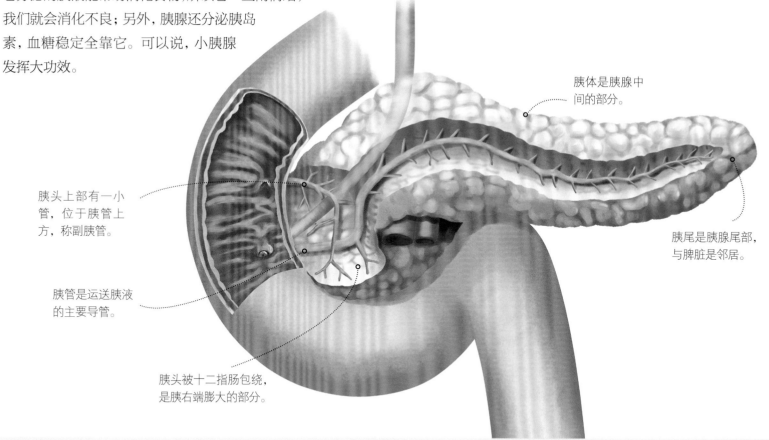

胰体是胰腺中间的部分。

胰头上部有一小管，位于胰管上方，称副胰管。

胰尾是胰腺尾部，与脾脏是邻居。

胰管是运送胰液的主要导管。

胰头被十二指肠包绕，是胰右端膨大的部分。

 虽然胰液具有强大的消化功能，但在进入小肠之前，它是不具有分解破坏能力的。

胰液呈碱性，人的胰腺一天会生产1~2升的胰液。

大肠：完成收尾工作

便便在这里形成

食物的最终结果就是形成粪便被排出体外，而负责这一过程的就是大肠。食物中的大部分营养物质被小肠吸收后，剩余残渣进入大肠，大肠最后再处理一遍，继续吸收残渣中的水分。最后的剩余物混合一部分死细胞和细菌，形成粪便，然后由相连的肛门排出体外。

大肠的小秘密

显而易见，大肠要比小肠粗大，但比小肠短。同小肠一样，大肠也分为3段：盲肠、结肠和直肠。盲肠与小肠相连，全长5~6厘米，在它的侧壁挂着一段外形像蚯蚓的盲管，也就是我们常说的阑尾。盲肠向上是结肠，它倒挂在腹腔内，像一根特大的U形马蹄铁。形成的粪便或气体经过乙状结肠，最后进入相连的直肠，等待排出。

大肠全长约 1.5 米，直径大约为 7.5 厘米

升结肠是腹部右侧上升的结肠部分。

和小肠有区别的是，大肠里面没有肠绒毛。

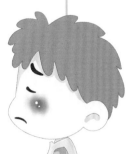

这是盲肠，食物残渣进入大肠需要从这儿过。

直肠与肛管连接。

你知道吗？

屁是从哪儿来的？

我们在吃饭、说话的时候会吞进去一部分空气，食物在分解的时候也会产生一些气体，这些气体有些往上跑，从嘴巴跑出去，称为"打饱嗝"；有些气体往下跑，从肛门跑出去，就叫"屁"。由于屁在肠道内经过了充分发酵，所以一般都带有臭味。

憋回去的屁去了哪里？

你们有没有憋屁的经历呢？有的时候，我们不方便放屁，会小心地把屁给憋回去。这些被憋回去的屁就重新回到了大肠，然后悄悄地等待机会，等下次放屁的时候排出来。不过，总是憋屁对身体不好，还是该放的时候就放出来吧！

为什么会便秘？

食物经过胃和小肠后，会形成黏稠的食糜，进入大肠后会继续被消化吸收，最后形成了固体的粪便。如果吃进去的食物本身就很干燥，缺乏水分，大肠再进一步吸收水分后，粪便就会更加干燥，更难以排出，便秘就是这样造成的。

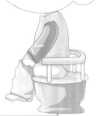

 大肠是特别容易生病的器官，便秘、拉肚子、口臭、放臭屁都和它有关系。

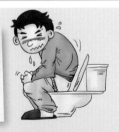

 大肠很聪明，会收集身体内部的信息，传给大脑，协助大脑指挥身体。

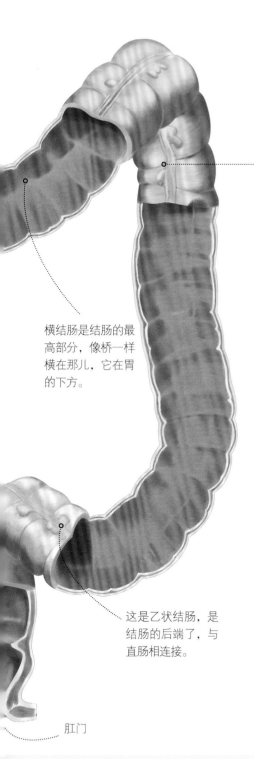

降结肠是左侧腹部向下走的结肠。

横结肠是结肠的最高部分，像桥一样横在那儿，它在胃的下方。

这是乙状结肠，是结肠的后端了，与直肠相连接。

肛门

便便是如何排出体外的？

粪便在大肠内已经准备就绪，接下来就是排出体外了。排便可不是我们想象中的一个很简单的动作，它可是不少器官通力合作的结果呢。

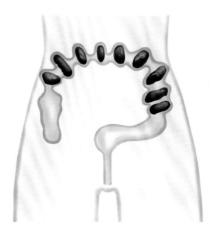

1. 产生便意。便便进入直肠，刺激自主神经产生便意。

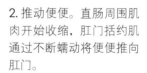

2. 推动便便。直肠周围肌肉开始收缩，肛门括约肌通过不断蠕动将便便推向肛门。

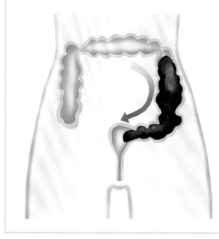

3. 排出便便。大脑判断周围情况，认为可以进行排便，发出指令，肛门外括约肌放松，便便顺利排出。

人体大多数细菌都藏在肠道里，粪便当中有接近一半的重量是细菌贡献的。

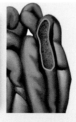

粪便主要成分是食物残渣、肠道脱落细胞和肠道细菌。

第十章
呼吸系统：帮助身体进行气体交换

我们不吃东西，可以活几周的时间，不喝水也可以活四五天，但是如果不呼吸，可能几分钟就会窒息，可见呼吸有多重要。正因为我们每时每刻都在进行着呼吸，所以很多人都觉得它是一件理所当然的事，其实，呼吸真的没有那么简单！

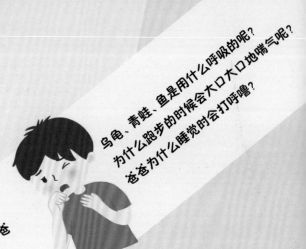

乌龟、青蛙、鱼是用什么呼吸的呢？
为什么跑步的时候会大口大口地喘气呢？
爸爸为什么睡觉时会打呼噜？

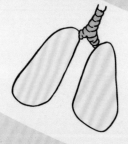

吞咽和呼吸能同时进行吗？
我们是怎么呼吸的？
我们的身体里长着几个肺？一个还是两个？

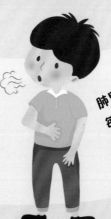

肺里面都是空气吗？
每天我会呼吸多少次？
爸、妈妈次数一样吗？
小狗也是用肺呼吸的吗？

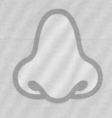

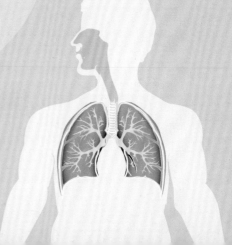

我能像小鱼一样在水里自由呼吸吗

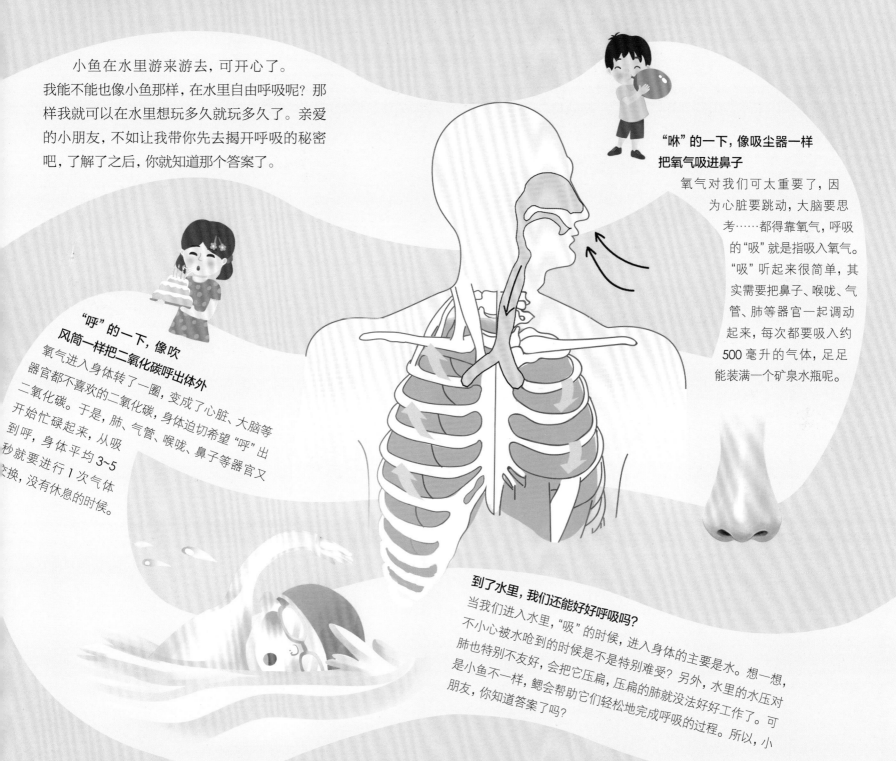

小鱼在水里游来游去，可开心了。我能不能也像小鱼那样，在水里自由呼吸呢？那样我就可以在水里想玩多久就玩多久了。亲爱的小朋友，不如让我带你先去揭开呼吸的秘密吧，了解了之后，你就知道那个答案了。

"咻"的一下，像吸尘器一样把氧气吸进鼻子

氧气对我们可太重要了，因为心脏要跳动，大脑要思考……都得靠氧气，呼吸的"吸"就是指吸入氧气。"吸"听起来很简单，其实需要把鼻子、喉咙、气管、肺等器官一起调动起来，每次都要吸入约500毫升的气体，足足能装满一个矿泉水瓶呢。

"呼"的一下，像吹风筒一样把二氧化碳呼出体外

氧气进入身体转了一圈，变成了心脏、大脑等器官都不喜欢的二氧化碳。于是，肺、气管、喉咙、鼻子等器官又开始忙碌起来，从吸到呼，身体平均3~5秒就要进行1次气体交换，没有休息的时候。

到了水里，我们还能好好呼吸吗？

当我们进入水里，"吸"的时候，进入身体的主要是水。想一想，不小心被水呛到的时候是不是特别难受？另外，水里的水压对肺也特别不友好，会把它压扁，压扁的肺就没法好好完成呼吸的过程。可是小鱼不一样，鳃会帮助它们轻松地完成呼吸的过程。所以，小朋友，你知道答案了吗？

肺：体内生命之"树"

气体交换的重要场所

在胸腔里，我们的肺覆盖着心脏，一左一右分布着。它像一棵倒挂的树，遍布着枝干一样的气管，如海绵一样柔软。别看它长得娇嫩，它可是默默无闻地从不停歇，负责我们的呼吸，给身体里其他器官提供氧气。

肺泡的总表面积可达 60~100 平方米

肺和心脏的亲密关系

肺和心脏像一对好朋友，生活在我们的胸腔内。由于心脏偏于左侧，为了给心脏腾出位置，左肺比右肺要小一点。这对好朋友关系亲密，合作无间，心脏将血液输送到全身，经过循环后回到肺里进行气体交换，肺将代谢产生的二氧化碳排出体外，同时血液携带新鲜的氧气再次回到心脏，开始新一轮的循环。

气管由 C 形软骨作为支架。

肺在吸气的时候扩张，在呼气的时候收缩。

右支气管是气管的一个分叉，空气就是从这儿进入右肺的。

右肺比左肺大。

你知道吗？

肺是唯一可以在水上漂浮的器官

肺里大约有 3 亿个像气泡一样的结构，叫作肺泡，正是它负责氧气和二氧化碳的气体交换。当这些肺泡充满空气时，肺就可以像一个空心气球一样漂浮在水面了。

肺有 5 片叶子

肺分成左肺和右肺，其中右肺分成上叶、中叶和下叶 3 个部分，左肺仅仅分成上叶和下叶 2 个部分，所以左右肺加起来一共有 5 片肺叶。

每天的呼吸次数

其实每个人的呼吸次数是不一样的，成年男性每分钟为 16~18 次，女性每分钟会多 2 次。让人想不到的是，新生儿每分钟的呼吸居然会达到 42~44 次。另外，运动时比休息时的呼吸频率更高。

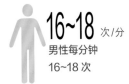 **16~18** 次/分
男性每分钟
16~18 次

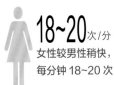 **18~20** 次/分
女性较男性稍快，
每分钟 18~20 次

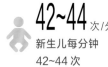 **42~44** 次/分
新生儿每分钟
42~44 次

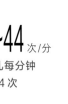

 肺泡外部围绕着丰富的血管，血液中的红细胞在这里完成气体交换。

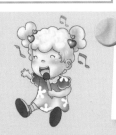 经常唱歌可以锻炼你的肺活量。

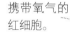

携带氧气的红细胞。

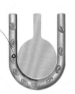

这是肺泡的构造，肺泡的总表面积很大，有 60~100 平方米。

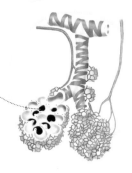

空气从这儿进出肺。

左肺比较小，它和心在一个"房间"（就是胸腔）。

用肺呼吸的动物们

人类是用肺来进行呼吸的，在这个奇妙的大自然里，有和人类一样也是用肺进行呼吸的吗？别说，还真有，而且数量还不少呢。哺乳动物、爬行类动物，还有鸟类都是用肺呼吸的大家庭的成员。

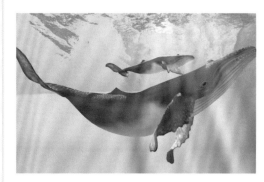

鲸鱼

鲸鱼号称哺乳动物的潜水冠军，它们拥有庞大的身形，可是按照肺占体型的比例，鲸鱼的肺是哺乳动物里面最小的。这是为了避免鲸鱼在潜入几千米深的海底时不会被强大的水压压扁。

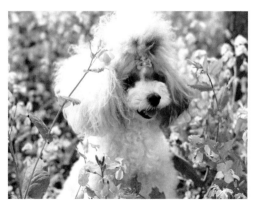

狗

小狗是在陆地上生活的哺乳动物，它们用肺进行呼吸，一分钟呼吸 10~30 次。和人类一样，小狗在剧烈运动后，也会大口大口地喘气。

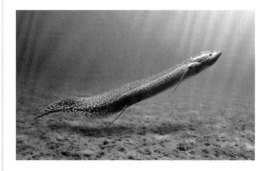

肺鱼

听名字就知道，肺鱼尽管是鱼，但它却是一条可以用肺呼吸的鱼。它们生活在非洲，一旦因环境干旱失去水源，它们就会用肺呼吸，保证生命的延续。

长期大量吸烟会提升患肺癌的风险，吸烟时产生的烟雾还会影响周围人的健康。

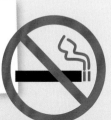

在呼吸时，细菌、病毒可能随空气进入肺部，引起肺部疾病。

一点儿都不简单的呼吸

把气吸进去，再呼出来

　　你一定会这么想，呼吸有什么复杂的，我们每时每刻都在呼吸，不就是喘气嘛！可是，如果你试着多了解呼吸一点，你会发现，呼吸可一点儿都不简单。

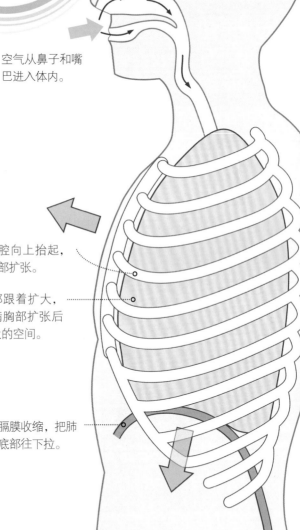

一个人到
80 岁，
呼吸约有
7 亿次

空气从鼻子和嘴巴进入体内。

胸腔向上抬起，胸部扩张。

肺部跟着扩大，填满胸部扩张后较大的空间。

横膈膜收缩，把肺的底部往下拉。

呼吸的过程

　　仅仅依靠肺是完成不了呼吸这个过程的。吸气时，肺部需要扩张才能容纳吸入的空气，肺部下方的横膈膜和肋骨之间的肌肉会帮忙把肺拉开。等到呼气时，横膈膜和肋间肌放松，拉开的肺变小，肺里的空气就这样被挤了出去。

你知道吗？

用屁股呼吸的乌龟

乌龟除了能用肺呼吸，还可以用屁股来呼吸。当它们还没出生之前，在胚胎时期就是用屁股来呼吸的。另外，冬眠时也是用屁股来呼吸的。据说这样可以减少能量的消耗。除了乌龟，猪也能用屁股辅助呼吸。

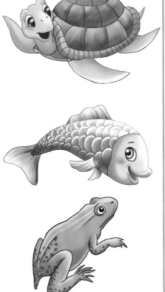

用鳃呼吸的鱼

很多生活在水中的生物，包括大部分鱼类和小蝌蚪，它们的呼吸器官是鳃。鳃的表面分布着很多毛细血管，溶解在水中的氧气通过这些毛细血管进入血液，完成呼吸过程。

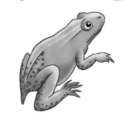

用皮肤辅助呼吸的青蛙

青蛙是两栖动物，幼体蝌蚪用鳃呼吸，成年后呼吸器官就变成了肺，但因为它们的肺功能不够完善，所以皮肤就成为辅助呼吸的器官。青蛙可以通过湿润的皮肤吸收氧气，进行辅助呼吸。

鼻腔通气不畅快或者呼吸道变窄时就会打呼噜，呼噜声很吵，但打呼噜的人自己却不容易被吵醒。

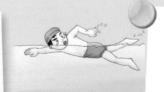
平时生活中，我们主要用鼻子呼吸，而游泳时为了避免呛水，一般用嘴巴呼吸。

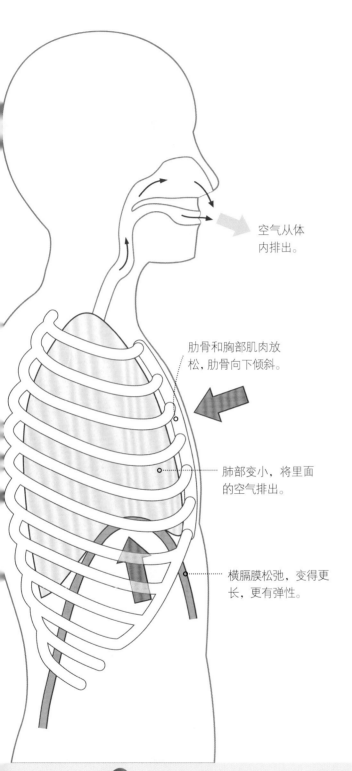

空气从体内排出。

肋骨和胸部肌肉放松，肋骨向下倾斜。

肺部变小，将里面的空气排出。

横膈膜松弛，变得更长，更有弹性。

数一数呼吸的频率

我们的呼吸并不是一直保持着特别稳定的频率，而是有的时候快，有的时候慢，跟我们的身体所处的状态有很大关系。

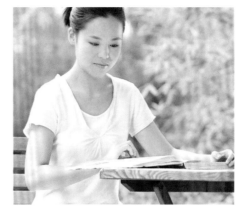

阅读时

阅读时，我们处在一个非常安静的状态，大概每分钟会呼吸 15 次。

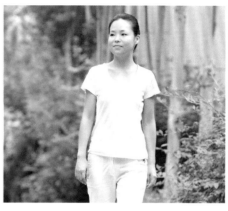

走路时

这里指的是悠闲地散步时，大概每分钟会呼吸 20 次。

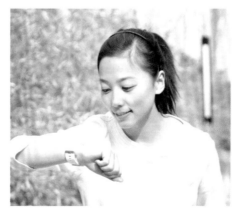

慢跑时

在公园里轻松地慢跑时，每分钟大概会呼吸 40 次。

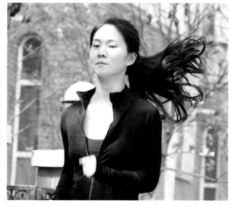

快跑时

快跑的运动量就比较大了，所以每分钟的呼吸会达到 70 次左右。

 普通人最多只能憋气 3 分钟，但一位克罗地亚人却能在水中憋气 24 分 33 秒。

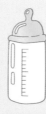 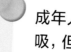 成年人在吞咽的时候没办法同时呼吸，但 6 个月以下的婴儿因为气管位置较高，所以可以边喝奶边呼吸。

第十一章
泌尿系统：身体的排泄通道

"好渴啊，好想喝水""憋不住了，我要尿尿"……这些话是不是很熟悉？其实，你有没有想过，我们为什么一边需要不断地补充水分，一边又在不停地排泄呢？在我们的身体里，有一个小型的"水利工程"，身体内多余的水分除了通过汗液排出外，另一个重要的排泄通道就是泌尿系统了。

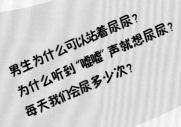

尿是从哪里来的？
为什么尿液是黄黄的？
为什么尿液有一股骚味？

男生为什么可以站着尿尿？
为什么听到"嘘嘘"声就想尿尿？
每天我们会尿多少次？

真的会被"吓尿"吗？
喝进身体的水都会变成尿吗？
不小心尿床了怎么办？

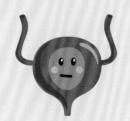

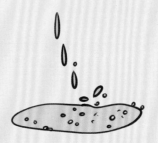

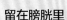

被我们憋住的"尿"去了哪里

泌尿系统是帮助我们排尿的，可是在生活中，我们常常因为各种原因而憋尿。没想到憋着憋着，等到我们再去厕所时就发现尿得特别不畅快，而且尿好像还少了，奇怪，那些被我们憋住的"尿"去了哪里呢？

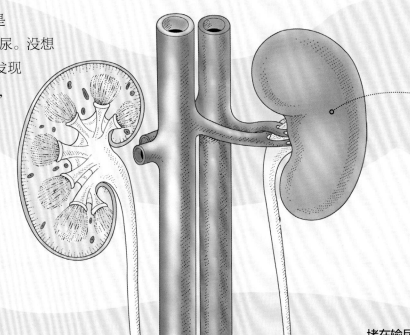

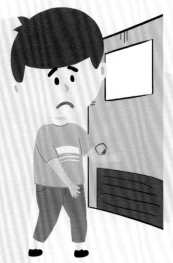

返回肾脏

输尿管中的尿液越堵越多，最后它们一扭头，"逆流而上"，直接跑回了肾脏里，让肾脏出现积水的情况，对肾脏造成伤害。

堵在输尿管

憋尿的时候，膀胱渐渐地越装越满，终于，有一部分尿液再也挤不进去了，于是它们就会堵在输尿管中。

留在膀胱里

膀胱就像一个有弹性的蓄水池，不停地储存尿液，当尿液达到150~250毫升时，我们就会感觉到尿意，但你忍住不去尿，尿液就会越来越多，膀胱就会被撑大。如果长期憋尿，膀胱慢慢地会失去弹性，尿尿的时候就失去了正常收缩的能力，导致一些尿液留在膀胱中。

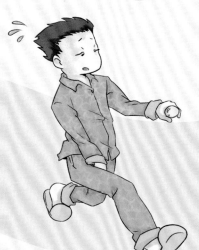

尿的有趣的一生

有点骚味的黄色液体

血液在人体内不停循环流动，输送养分，也会把身体产生的废物带走，如果不及时清除，人体就会中毒。肾脏便接过重任，不停地清理血液，将血液中的废物和过多的水分提取出来，形成尿液后输送到膀胱暂时储存，之后由尿道排出体外。

流经肾脏的血液会经过肾静脉返回心脏。

肾的外形看起来像蚕豆。

为什么尿液黄黄的，还有一股味儿？

尿液中除了含有 94% 左右的水分外，还有 6% 左右的固体成分，这些成分中包括了尿素、肌酐、尿酸、尿胆素和氨等。尿液之所以是黄黄的，那是因为尿胆素在起作用，至于尿液中那股骚骚的味道，那是氨散发出的味道。

右肾的位置比左肾低。

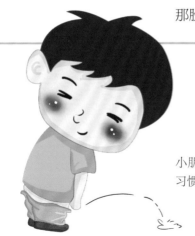

你知道吗？

小朋友要养成良好的卫生习惯，不要随地大小便！

男生为什么可以站着尿尿？

这是由男生独特的生理结构决定的，他们的尿道结构决定了站立时，尿液可以依靠重力很自然地流出，而且还能顺着"小鸡鸡"形成一个抛物线，从而不会尿到身上。

为什么听到"嘘嘘"声就想尿尿？

在我们很小的时候，妈妈总会在我们耳边发出"嘘嘘"的声音，刺激我们排尿。久而久之，我们就形成了一种条件反射，将"嘘嘘"声和排尿建立起了一种联系，所以只要听到"嘘嘘"声，我们就想上厕所。

真的会"吓尿了"吗？

我们总是很夸张地用"吓尿了"表达我们受到了惊吓，现实中真的会出现"吓尿"的情况吗？好像还真的会！当受到的惊吓超出了我们的承受能力，我们会反应过度，从而失去对排尿反射的抑制作用，就会出现尿失禁的现象。

输尿管的开口在膀胱的后面。

膀胱是暂时存放尿液的地方。

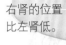

 科学家在尿液中发现了 3 000 多种不同的化学物质，所以尿可以用来做肥料、药物，甚至还能做火药。

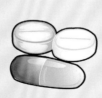 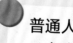 普通人平均每天会尿 7 次，如果多一点或少一点也没关系。

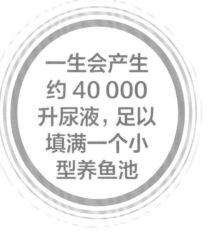

一生会产生约 40 000 升尿液，足以填满一个小型养鱼池

肾是双胞胎，有两个，左右两个肾分别位于脊柱两旁。

输尿管收缩的时候使尿流向膀胱。

膀胱壁是非常有弹性的肌肉层。

奇奇怪怪的尿液颜色

前面说过尿液是黄色的，你是不是以为尿液就一种颜色？错了，尿液的颜色有很多种，每种都能反映出你的身体状况，特别神奇，来见识一下吧！

清澈透明：说明你喝的水有点多，尿液被大大稀释了。

淡黄色：记住这个颜色，因为这是最健康的尿液颜色。

深黄色：说明你的身体有点缺水，要记得补充水分哦。

褐色：看颜色就知道有问题，这说明尿液里可能有残余的血哦。

红色：也是不太妙的颜色，代表身体的器官可能出了问题。

 尿液中有弱碱性的物质，可以去油除污，2 000 多年前的古罗马人就把尿液当洗涤剂使用了。

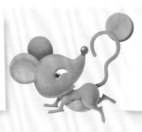 老鼠会在可食用的食物旁用尿做上标记，证明这个食物是安全的。

肾脏: 产生尿液的小"蚕豆"

除了产生尿液, 它还是"垃圾处理站"

　　肾脏的外形就像一个蚕豆, 大小类似一个手机, 它藏身在腹膜的后壁。当我们扭腰的时候, 双手自然摆放的那个位置大概就是肾所处的位置。对我们来说, 肾脏最直接、最熟知的功能就是产生尿液, 其实, 小小的它有着强大的功能呢。

两个肾脏大小并不一样, 左肾比右肾稍微大一点

我们有几个肾?

　　在我们的腹腔内, 胃只有一个, 肝只有一个, 胆只有一个, 脾也只有一个, 唯独肾, 我们拥有两个。而且, 每个肾脏约有100万个肾单位, 它们有着极强的代偿能力, 也就是说, 当一部分肾单位罢工了, 其他肾单位会主动承担工作, 只要30%的肾单位能正常工作, 肾就能正常工作。

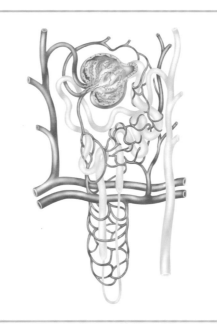

输尿管: 杯形的肾盏汇聚成肾盂, 肾盂与输尿管相连, 尿液通过它排出体外。

人体的净化工厂

　　从心脏泵出的血液, 有20%~25%会直接进入肾脏, 血液中除了有营养物质, 还有代谢废物、多余的盐和水分, 肾脏就负责净化它们。每分钟肾脏可以过滤大概1升的血液。我们知道, 人体的血液总量大概是5升, 这么算下来, 每小时肾脏会将全身的血液过滤12遍, 一天24小时, 全年无休。肾脏巨大的工作量可见一斑。

肾脏一天会形成180升原尿, 但它们要经过肾脏的精挑细选, 最后剩余的1%才是要排出的尿液。

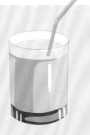
肾脏喜欢水, 一旦缺水就会对它造成伤害, 所以要适当多喝水哦。

肾里面有像弓一样的静脉。

肾髓质：这是肾脏的内层部分，肾小球形成肾小管，原尿在肾髓质之间进一步形成尿液。

肾皮质：这是肾脏的外层部分，里面约有 100 万个肾小球，血液只有经过肾小球的过滤才会形成原尿。

肾乳头：和肾小管相连，尿液经过它储存在肾盏里。

肾盏的作用是收集尿液。

肾盂的功能是从收集管收集尿液，运到输尿管。

从肾结石聊聊身体内的小石头

作为人体的净化工厂，经过肾脏的物质不计其数，有一些物质经过长期积累、变化，会形成一颗颗的小石头，这就是肾结石。其实，不仅肾脏会长石头，身体的其他部位也会长出小石头，这些"疯狂的石头"常常令人痛苦不堪。

身体为什么会长石头？

身体里怎么会长出石头呢？其实，这些石头的核心成分是一些脱落的上皮细胞、细菌团等，由于我们的一些生活习惯、饮食习惯不够健康科学，体内的一些无机盐不能正常矿化（矿化是一种正常的生理过程，骨骼的发育、牙齿的生长都属于矿化过程），它会把那些"核心"团团包围起来，就这样形成了结石。

哪些器官会长出石头？

身体里有一些器官很容易就长出石头，比如说长出肾结石的肾脏，还有长出胆结石的胆囊、长出胃结石的胃、长出牙结石的牙齿、长出眼结石的眼睛、长出尿路结石的膀胱和尿道等。另外，还有一些小众的器官，比如唾液腺、扁桃体等也会长出石头。多数情况下，这些小石头会随着尿液或者唾液，在我们毫不知觉的情况下排出体外，但也有一些石头因为体积、位置无法排出体外，这就会给我们带来痛苦。

动物体内会长石头吗？

和人类一样，有些动物身体里也会长出石头。和人类结石不一样的是，动物体内的这些石头有些可是宝贝呢，可以作为药材来治病。

牛黄：牛的胆囊结石；

猪砂：猪的胆囊结石；

骆驼黄：双峰驼的胆囊结石；

马宝：马胃肠道里所生的结石；

狗宝：狗胃里长出的结石。

 如果体内的结石体积很小，或许可以通过蹦跳等手段排出，不过，最科学的排石方法还是求助医生哦。

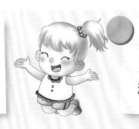 现在，可以通过移植肾脏来挽救肾病患者的生命，但你知道吗，成功的肾移植手术在 1954 年才第一次完成。

膀胱：储存尿液的"蓄水池"

身体里最干净的地方

尿液在肾脏中产生，经过输尿管就会来到膀胱。膀胱就像一个蓄水池，等到池子中的尿液储存够了，膀胱就会开始收缩，将尿液挤进尿道，再排出体外。

弹性十足的膀胱

空空的膀胱呈三棱锥体形，充满尿液时，它就变成了椭圆形，由此可见膀胱的弹性。它强大的伸缩力来自最外层的平滑肌层。无尿液时，膀胱壁的厚度约为 1 厘米，随着尿液增加，厚度逐渐变薄，当膀胱收缩时能产生强大的回缩力，让尿液顺利排出膀胱。

膀胱：我的忍耐是有极限的

别看膀胱的收缩能力很强，但强也是有限度的。一个成年人正常的膀胱可以储存 400~500 毫升的尿液。当尿液达到 200 毫升时，其实我们已经有了尿意，如果你一直憋一直憋，膀胱就像一个鼓足了气的气球，这个时候如果遇到外力的撞击，膀胱很容易就破裂了。丹麦的天文学家第谷·布拉赫就是死于膀胱破裂。

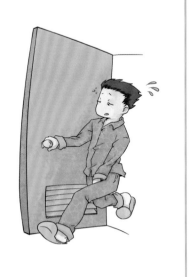

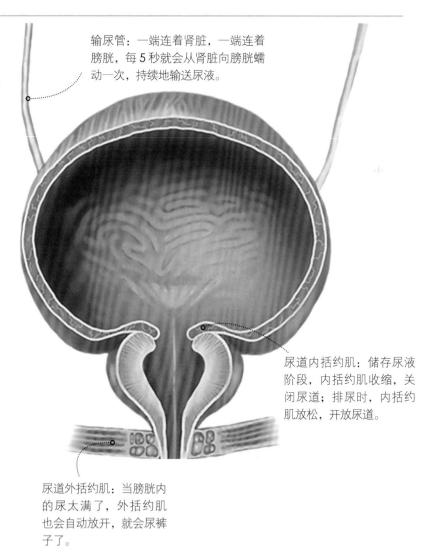

输尿管：一端连着肾脏，一端连着膀胱，每 5 秒就会从肾脏向膀胱蠕动一次，持续地输送尿液。

尿道内括约肌：储存尿液阶段，内括约肌收缩，关闭尿道；排尿时，内括约肌放松，开放尿道。

尿道外括约肌：当膀胱内的尿太满了，外括约肌也会自动放开，就会尿裤子了。

正常人的膀胱里是没有细菌的，但尿尿时，尿液会沾染到尿道上皮细胞里的细菌，所以不能说尿是无菌的。

尿液中包含了很多身体信息。妈妈可以通过检测尿液初步判断是否怀孕。

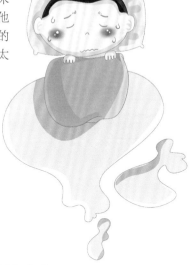

5岁以内的小朋友尿床是正常的，这是因为他们不能完全控制自己的排尿反射，所以不要太害怕！

为什么天冷就憋不住尿？

寒冷的冬天里，是不是总想去尿尿？其实，这是一种正常的现象，因为当温度低的时候，人体为了保证正常的体温会加强新陈代谢，结果就是更多的水分从体内代谢出来，但因为天冷不易出汗，所以水分便更多地以尿液的形式排出来。

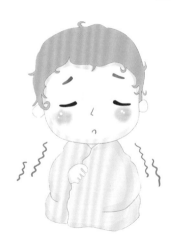

不小心尿床了，怎么办？

不少小朋友都有过在床上"画地图"的经历。如果只是偶尔的行为，只要注意别在睡前玩得太兴奋，睡前少喝水，临睡前记得排一次尿，从而减少夜里膀胱内的储尿量，其实大多数尿床都是可以避免的。

膀胱也会害羞吗？

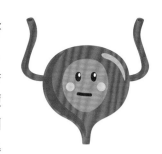

这是真的，膀胱也会害羞。有一些人在公共场合，身边有人的情况下，他就会尿不出来，严重的话，即便他独自在卫生间，只要听到门外有声音，他都会紧张得尿不出来。这主要跟心理有关，接受治疗后就会慢慢好起来了。

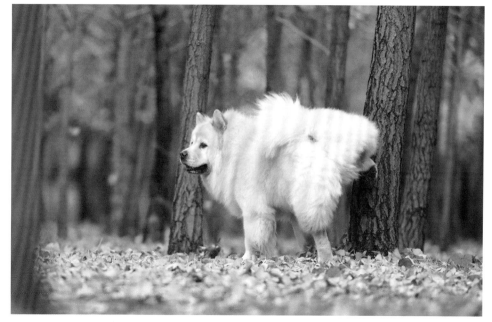

动物也有膀胱吗？

大多数动物（尤其是哺乳动物）都像人类一样，进化出了膀胱。动物难道不是想尿就尿吗，为什么也会有膀胱呢？为了生存和繁衍，你不知道尿液对动物有多重要。狗的尿液可以作为路标，猫通过尿液寻找配偶，大熊猫通过尿液划地盘，野鼠通过尿液给同类留言，貂鼠臭臭的尿液可以用来抵御敌人……不过，还真有动物没有膀胱，比如鸟类，为了减轻自身的体重，就没有膀胱。

 排完尿后，其实膀胱里还留存了一点，这是残留尿，正常成人的残留尿量约10~15毫升。

 鲨鱼体内的代谢废物主要是通过皮肤排出的，它没有膀胱，所以它们不"撒尿"。

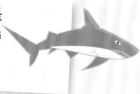

第十二章
慢慢地长成大人

我们一天天地在成长，身体也在悄悄地发生着变化，有些变化让我们欣喜，有些变化让我们有点害羞甚至有点手足无措，难道这就是成长吗？

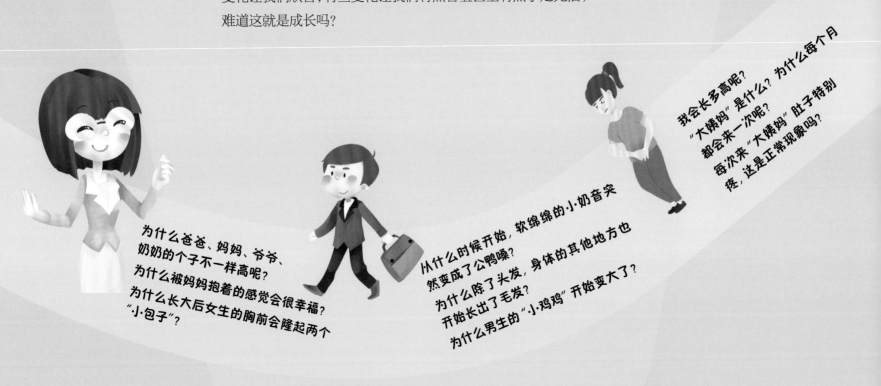

为什么爸爸、妈妈、爷爷、奶奶的个子不一样高呢？
为什么被妈妈抱着的感觉会很幸福？
为什么长大后女生的胸前会隆起两个"小包子"？

从什么时候开始，软绵绵的小奶音突然变成了公鸭嗓？
为什么除了头发，身体的其他地方也开始长出了毛发？
为什么男生的"小鸡鸡"开始变大了？

我会长多高呢？
"大姨妈"是什么？为什么每个月都会来一次呢？
每次来"大姨妈"肚子特别疼，这是正常现象吗？

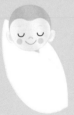

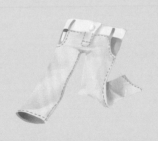

我能长成巨人那么高吗

动画片里的巨人个子好高啊！如果我也像他们一样高，那我就会比所有的小伙伴都要高，甚至比爸爸妈妈还要高了。妈妈说，其实，不用长成巨人，也可能比小伙伴和爸爸妈妈都长得高，只要我好好吃饭，好好锻炼，身体里有一种神奇的力量会帮助我的。是的，妈妈说得没错，这种神奇的力量就是激素。

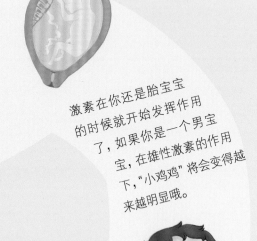

激素在你还是胎宝宝的时候就开始发挥作用了，如果你是一个男宝宝，在雄性激素的作用下，"小鸡鸡"将会变得越来越明显哦。

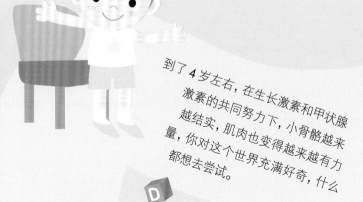

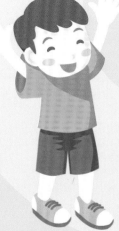

到了 4 岁左右，在生长激素和甲状腺激素的共同努力下，小骨骼越来越结实，肌肉也变得越来越有力量，你对这个世界充满好奇，什么都想去尝试。

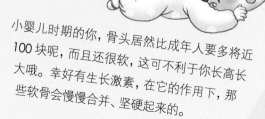

小婴儿时期的你，骨头居然比成年人要多将近 100 块呢，而且还很软，这可不利于你长高长大哦。幸好有生长激素，在它的作用下，那些软骨会慢慢合并、坚硬起来的。

12 岁啦！生长激素和性激素不停催促身体，骨头和肌肉都在卯足劲地成长。一天，你发现身体的一些部位发生了一些改变，女生的胸部会悄悄隆起，男生的声音会变得低沉。不要惊慌，这代表着你要去敲成年人世界的大门了。

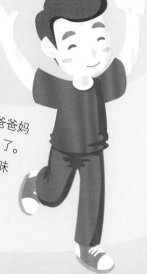

到了 18 岁左右，恭喜你，你像爸爸妈妈一样，是个很标准的成年人了。此时，你的骨骺线逐渐闭合，意味着你很难再长高了。所以，在这之前，要努力长个子哦。

激素：长大的秘密

生长发育离不开它

激素又被称为"荷尔蒙"，我们的生长发育都离不开它，比如到了青春期，男孩子会长胡子，女孩子胸部会发育；有的长得高，有的长得矮；有人显得年轻，有人特别苍老……这些都与神秘的激素有关。

激素的自言自语

1950年，英国药学家亨奇和肯德尔发现了我们，因为我们能调节人体内糖的代谢，所以大家叫我们"糖皮质激素"。其实我们不光能调节糖的代谢，人体内的三大营养物质——糖类、蛋白质、脂肪都是由我们负责代谢。我们是个大家族，不同的腺体分泌不同的激素，在体内发挥着不同功效。有些人对我们有一点误解，觉得我们是"洪水猛兽"，其实，只要科学地使用我们，我们可是促进生长发育、维护身体健康的小能手哦！

人体血液中约含有 **70** 种激素

甲状腺激素能促进生长发育，促进细胞代谢。

你知道吗？

为什么个头有高有矮？

为什么爸爸、妈妈、爷爷、奶奶的身高都不一样呢？其实，个头的高矮除了跟环境、饮食、遗传等因素有关外，还与脑垂体分泌的生长激素有关。在成长过程中，如果生长激素分泌得多，长得就高；分泌得少，长得就矮。

为什么脸会红？

当我们看到或听到让人害羞的事情时，眼睛和耳朵会把信息传递给大脑皮质，大脑皮质会刺激肾上腺分泌肾上腺素，这个时候血管会扩张，我们就会出现脸红的现象。

为什么会脱发？

不知道从什么时候开始，爸爸头顶的头发越来越少，这其实是雄性激素在作怪。雄性激素的分泌让爸爸变得威武、强大，可是一旦分泌过多，就会让爸爸出现脱发现象。

胰腺能分泌2种激素，胰岛素可以降低血糖，而胰高血糖素能使血糖升高。

功能1：调节代谢
激素在调节蛋白质、脂肪和糖类的代谢方面有不可替代的作用。

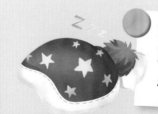

功能2：生长发育
脑垂体分泌的生长激素能帮我们快点长高，深度睡眠时分泌得更多。

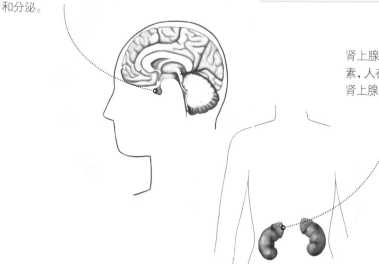

让我们体验幸福快乐的 4 种激素

当我们吃了一顿美食后会开心，当我们剧烈运动后会有一种轻松的感觉，当和妈妈来一个亲密的拥抱时我们会觉得很幸福……为什么我们有时会有幸福快乐的感觉呢？那是因为体内有 3 种激素在血液中发生着作用。

运动激素：内啡肽

剧烈的运动会催生内啡肽，让人产生愉悦的感受，同时，它还被称为天然镇痛剂。

爱的激素：多巴胺

多巴胺负责传递兴奋和开心的信息，想一想，被妈妈表扬的时候是不是特别开心？

幸福激素：催产素

催产素让我们感受到喜怒哀乐，爸爸妈妈的怀抱，甚至照顾猫咪都能让我们觉得幸福。

胸腺可以产生 3 种激素，调节细胞的生长发育。

心脏能释放控制血压的激素。

吃东西后，胃壁能分泌促进胃液分泌的激素。

脑垂体能促进甲状腺激素的合成和分泌。

肾上腺能分泌肾上腺素，人在紧张的时候，肾上腺素分泌增多。

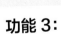 **功能 3：人类繁衍**
雄性激素和雌性激素帮我们从小男孩、小女孩变成大人。

 功能 4：对抗疾病
激素有抗炎、抗毒、抗休克、抗过敏等作用，是对抗疾病的有力武器。

长成大女孩

女孩子身体那些"稀奇古怪"的变化

我是一个快乐成长的小女孩,忽然有一天,我发现身体出现了"稀奇古怪"的变化,让我有一点点慌乱和害怕。我特别想知道,这样的变化是正常的吗?

女孩进入青春期身体变化明显,从天真可爱的小女孩,变成亭亭玉立的少女,这就是常说的"女大十八变"。

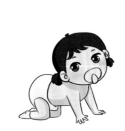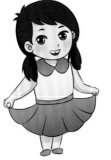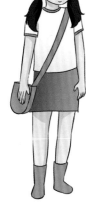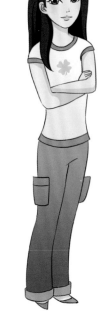

乳房悄悄在长大

到了 10~11 岁,女孩的乳房开始发育,会微微隆起,变得柔软而富有弹性,而且还会摸到小小的硬块;然后乳房慢慢增大,乳头、乳晕向前突起;到了 16~18 岁,乳头、乳晕和半球形的乳房融为一体,代表着乳房的发育基本定型。

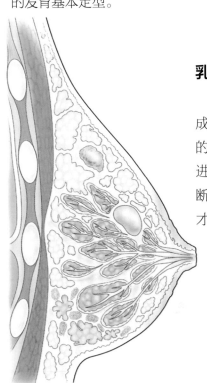

乳房的构成

乳房主要由脂肪、乳腺等构成。到了青春期,逐渐发育成熟的卵巢开始分泌雌激素,可以促进乳腺生长。正因为乳腺组织不断生长,脂肪不断堆积,所以乳房才会慢慢地形成一个"小包子"。

保护好乳房

乳房对女生的意义重大,日后会承担哺育宝宝的重要责任,所以一定要保护好它。首先,要根据发育情况选择合适的内衣;其次,不要因为害羞而故意驼背;再次,日常生活、体育运动时要防止撞击伤;最后,不要因为盲目追求"瘦"而节食、偏食。

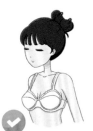
内衣合适。

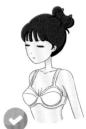
挺直腰背。

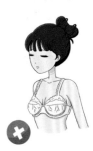
内衣偏大。

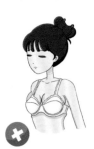
内衣偏小。

 乳房是女生区别男生的一个标志,也是女生的隐私部位,所以不要让其他人触碰它哦。

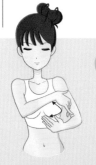 乳房在悄悄长大,跑啊跳啊的时候感觉尤其明显,记得帮乳房选择撑托合适的内衣,保护好它哦。

我会长多高?

女孩的身高增长黄金期在 11~13 岁,月经初潮后,身高就会进入生长倒计时,平均能长 5~8 厘米,有的甚至只有 1~2 厘米。所以,在长个子的时候不能挑食,要好好吃饭,好好运动,好好睡觉,还要保持好心情。

青春期的毛发生长

到了青春期,在雌激素的作用下,下体的私处那儿会长出毛发,一开始是细细的茸毛,逐渐发展为浅色、细柔而直的毛发,最终长成深色粗壮、自然卷直的阴毛。另外,腋下也会长出毛发,它们和头发一样都属于人体的体毛。

女孩要注意补铁

由于女孩特殊的生理现象,应注意补充含铁丰富的食物,预防贫血的发生。青春期内的女孩千万不要盲目减肥,这个时期是骨骼、大脑、肌肉等发育的重要阶段,需要充足的营养做后盾。

动物肝脏富含铁元素,平时要适量补充!

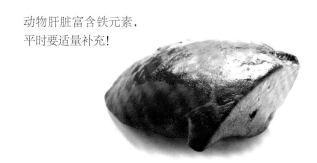

来月经了

当乳房开始发育后,随后的两年内就可能会出现月经初潮,这也标志着女孩性成熟的到来。每次月经,会有一个成熟的卵泡从卵巢中排出来,游到子宫。这个时候,在雌激素和孕激素的作用下,子宫内膜会变厚来迎接卵泡,如果遇到了优秀的精子就会在这里结合成受精卵。这个阶段,女孩尤其要保护自己。如果没有遇到,子宫内膜就会剥落,混合着血液和其他分泌物,一起排出体外。

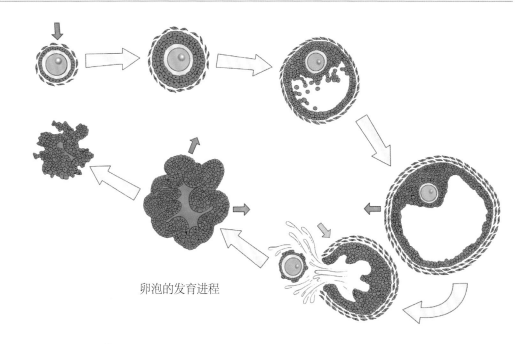

卵泡的发育进程

 你第一次来月经的血量不会太多,内裤或者卫生巾上只有红色或褐色的小斑点。

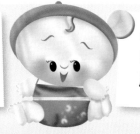 身体的隐私部位不能让别人看,小内裤、小内衣也是很私密的物品呢!所以开始学着自己洗吧。

迎接"大姨妈"

　　某一天，你无意中看到内裤上莫名其妙多了一摊血，你是不是觉得很慌乱，明明没有受伤，怎么会流血呢，难道是身体生病了吗，不会是得什么病了吧？别自己吓唬自己了，这有可能是"大姨妈"来了，"大姨妈"就是月经，它的到来意味着你长大了。

月经究竟是怎么一回事？

　　在女孩子的身体里有一个小房子，它叫子宫，是用来孕育生命的。随着我们慢慢成长，子宫也在努力地发育着，直到有一天，它变得成熟了，开始为孕育做着准备。所以，每个月，它都会长出厚厚的内膜迎接卵子，如果卵子遇到了喜欢的精子，那么它们就会在子宫里舒舒服服地住下来。如果没有遇到合适的精子，卵子就会慢慢地死去，厚厚的内膜也会跟着脱落，混杂着血液流出来。内膜脱落后，子宫恢复原状，到了下个月又会继续同样的过程。这就是月经了。

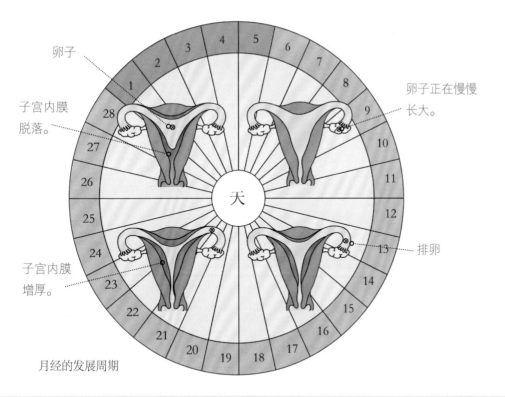

月经的发展周期

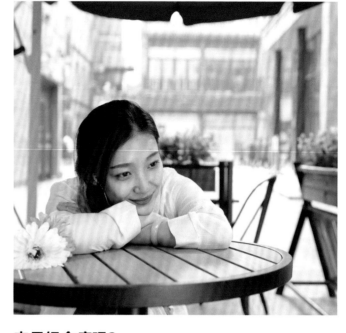

来月经会疼吗？

　　来月经时会流血，想想就很疼。其实，还真不是，脱落的那些内膜碎片中并没有神经，想象一下，你剪指甲的时候会疼吗？所以，有些女孩子来月经一点儿感觉都没有。但是，也有例外，有些女孩子因为各种各样的原因，来月经时会出现小腹疼痛的现象，还伴随着恶心、头晕、腹泻、出冷汗等，这就是遭遇痛经了。记得一定要告诉妈妈，有些痛经可以通过热敷小肚子来缓解，有些痛经则需要接受治疗。

正常情况下，女孩子这一生估计会经历 450 次"大姨妈"。

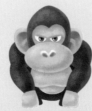
动物也会来"大姨妈"，比如说黑猩猩、小狗、小猫等。

我的月经正常吗？

很多女孩子总会担心自己的月经不正常，多了少了、提前了推迟了、时间长了短了……"大姨妈"总是让人这么不省心！其实，"大姨妈"有自己的规律，在这个范围内都是正常的。

第一次的时间：女孩子进入青春期后，"大姨妈"就会在某个时候到访了。每个人迎接"大姨妈"的时间并不一致，10岁到15岁都有可能，都是正常的。

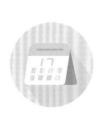

周期：这是指本次月经第一天到下次月经第1天的间隔时间，标准的周期为28~30天。其实，推迟不超过7天或提前不超过7天也都是正常的。偶尔一次超出正常范围也没关系，但如果连续3个周期都不正常就需要咨询医生了。

经期：这是指一次月经周期里来月经的天数，正常经期为3~7天，多数女生都是5天左右。偶尔一次超过这个范围也没关系，连续3次都不正常还是建议去看医生哦。

经量：这是指一个完整经期里来月经的总量，正常的平均月经量为50毫升左右，但因为有个人差异，20~80毫升其实都是正常的。如果你觉得很抽象，还有一个直观的方法，那就是一个经期内如果连10片卫生巾都用不了就属于经量偏少；如果用量超过30片，而且每一片都浸满血，那就是经量偏多了。

性状：正常月经的颜色会比鲜血颜色稍深，也比鲜血黏稠，其中还可能混合着小血块或者内膜碎片。如果颜色发黑发暗，或者有比较大的血块，那说明经血有淤积的现象。

来了月经以后，你已经是个大姑娘了，要自己学会照顾自己，尤其是在经期，勤换卫生巾、要吃补血食物、不吃生冷食物……

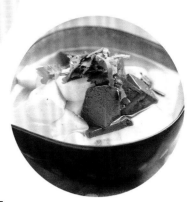

"大姨妈"很娇气，要好好对它

1. 选择合适的卫生巾。妈妈可以替女儿准备一个专用的卫生巾小袋子，按量多量少准备合适的卫生巾，可以多放一两张，以备不时之需。

2. 勤换卫生巾。量多的日子里，总担心会漏出来，所以下课时尽量勤换。而且，勤换卫生巾会减少细菌感染。

3. 保持身体清洁。被卫生巾捂了一整天，晚上不妨洗个澡，保持身体清洁的同时还能有个好心情。

4. 拒绝寒凉的食物。月经期间，小肚子千万不可着凉，不然痛经就有可能找上门来。暖和的食物会让身体很舒服。

5. 记得补血。月经期间容易贫血，一定要好好吃饭，补足营养，尤其要注意补铁。

6. 坦然面对。月经期间身体容易疲惫，所以遇到体育课不妨大方地告诉老师，不要勉强做剧烈运动。

 好朋友之间经常会有"大姨妈"同步的感觉，其实这还没有找到明确的科学依据，可能只是巧合。

 "大姨妈"期间，血液凝固功能降低，身体抵抗力也下降，所以不要去拔牙，否则容易造成出血量大的情况。

长成大男孩

男孩子身体那些"稀奇古怪"的变化

　　我是一个无忧无虑的小男孩，爱玩，爱冒险，可是有一天，我发现自己和以前有点不一样了，可能是声音悄悄变粗了，也有可能是身体悄悄有变化了，我也说不清……

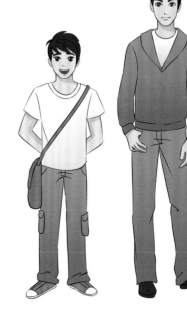

男孩才有的"小鸡鸡"

　　大家说的"小鸡鸡"，其实就是男性生殖器中的阴茎部分。它的里面有一块海绵体，当你摸"小鸡鸡"时，海绵体会充血，"小鸡鸡"就会变硬。进入青春期后，"小鸡鸡"会变大，旁边的睾丸"蛋蛋"也会变大。

当男孩的嗓音从稚嫩的童声变成低沉的"公鸭嗓"，还长出了胡子，脸上可能冒出了青春痘，不要慌张，你这是进入了青春期，离长大更进一步了！

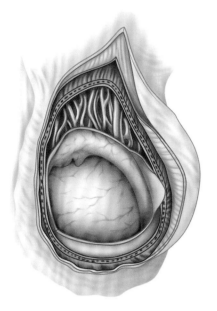

睾丸增大：青春期的开始

　　"小鸡鸡"后面有一个表面分布很多褶皱的深色"袋子"，叫阴囊，睾丸就藏在阴囊里。睾丸会产生精子，当开始遗精时，标志着小男孩长成一个性发育成熟的小男生了。阴囊是你身上最薄弱的"要害部位"，分布着很多痛觉神经，不小心碰到它会感觉非常疼痛，所以一定要保护好它。

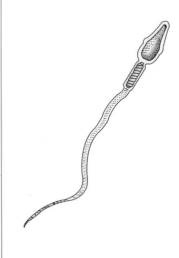

精子小档案

　　从青春期开始，精子会伴随男性一生的时光，它长得像个小蝌蚪，数量庞大；它的生命力顽强，在零下100℃冷冻的情况下可长期保存。

男生和女生的生理结构不一样，所以女生要蹲着尿尿，而男生可以站着尿尿。

"小弟弟"和"蛋蛋"是隐私部分，很容易受伤，所以不要因为好奇随意触摸它们，更不能让别人随意触碰。

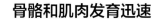

青春期的毛发生长

和女孩一样，男孩到了青春期，身体的毛发开始改变，体毛也开始生长。原来很细很软的汗毛会变得又粗又长，腋下、前胸、生殖器官和肛门附近都生出了毛发，最明显的就是下巴那儿冒出了小胡须，这些都在提醒你，你已经是个小男子汉了！

声音变了

青春期的男孩开始步入了变声期，你会发现，以前清亮的童声没了，嗓音开始变粗、变低沉，有些变声厉害的男生还会出现"破嗓子"，不用担心，这会是个短暂的过程，只会持续 1~2 年。

骨骼和肌肉发育迅速

和青春期女孩脂肪发育较多不同，男孩的骨骼和肌肉发育比较迅猛，这是因为运动量加大促进了血液循环，保证骨骼、肌肉得到了充足的营养。所以，青春期的小男孩通常会比同龄的小女孩更高、更有劲。

长喉结了

问题来了，为什么会出现变声期呢？这是因为人的发音主要依靠声带的振动而产生，而声带的振动又与喉头发育有关。男生到了青春期，喉部开始前后、上下、左右地迅速发展，尤其喉结部分会变粗、变大，这才导致声音发生变化。

 夏天，蛋蛋为了散热会变大；冬天遇冷会缩小。同理，游泳的时间一长，蛋蛋会变小。

"小弟弟"的外面包裹着一层皮，这叫包皮，里面容易藏着脏东西，所以要做好它的清洁工作哦。

令人尴尬的遗精

　　进入青春期的男孩某一天会遇到这样尴尬的场面，一觉醒来，内裤怎么湿湿的，也不像尿床啊，这是怎么一回事？其实，和女孩子来月经一样，都是成熟的标志，这种现象叫"遗精"，同样代表男孩子进入青春期，开始长大了！

认识一下精子吧

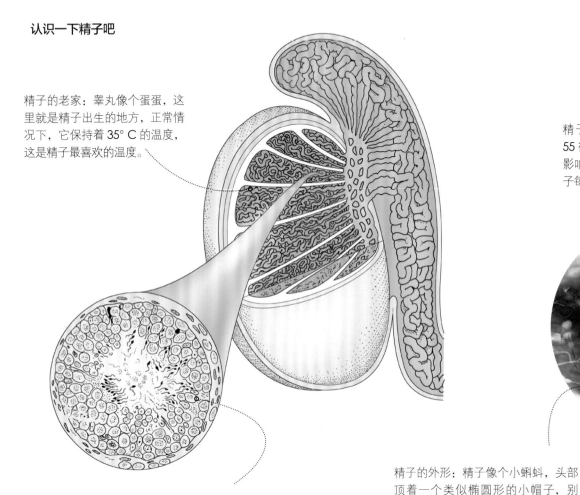

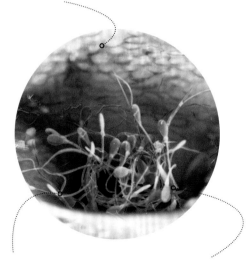

精子的老家：睾丸像个蛋蛋，这里就是精子出生的地方，正常情况下，它保持着35°C的温度，这是精子最喜欢的温度。

精子的速度：精子只有55微米长，但这丝毫不影响它的速度，最快的精子每分钟能游4毫米呢。

精子的成长：从睾丸诞生后，经过64~72天的成长期，就会一路来到附睾，继续停留19~25天。经过约90天的等待，它终于成为具有运动和受精能力的成熟精子，并等待发射。

精子的外形：精子像个小蝌蚪，头部顶着一个类似椭圆形的小帽子，别小看这个造型，它能帮助精子钻进卵子里。

精子的数量：成年后，睾丸每分每秒都在产生精子，一天就可产生上亿个精子。每次射精的时候，会射出2~6毫升的精液，每毫升的精子数在6 000万至1.5亿个。

人类的体细胞中有23对染色体，成熟的精子中染色体数量只有体细胞中染色体数量的一半。

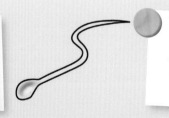

精子的形状并不都是标准的"小蝌蚪"，有的头大，有的头小，有的尾巴长，有的尾巴短。

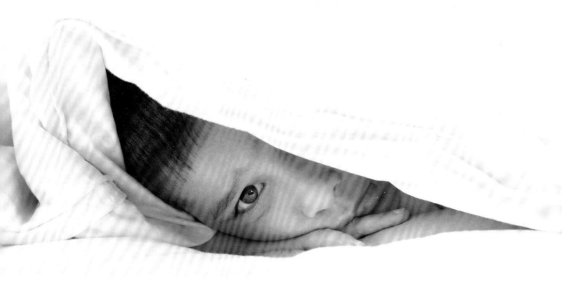

当小男孩第一次经历遗精，可能既紧张又害怕还害羞，这时可以寻求爸爸的帮助与开解！

精液里都有什么？

让你尴尬的正是精液！它是从尿道排出体外的一种黏稠的液体混合物，由精子和精浆组成。正常的精液颜色是灰白色或略带黄色，散发出一股腥臭味。

遗精是怎么回事？

男生进入青春期后，体内就会产生精液，当体内的精液越积越多，就会自己流出来。这是很正常的青春期现象，恰恰说明了你的生殖系统发育得很正常。遗精通常发生在晚上，偶尔出现一次遗精，也就是一个月出现 1~2 次，对身体是没有多大影响的，但是如果出现得比较频繁，那就需要咨询医生了。

遗精后怎么办？

接受它：第一次遭遇遗精难免有点慌乱，不过现在你知道了，这是青春期的男孩们都会经历的现象，既然是不可避免的，所以就坦然地接受它吧，千万不要因为尴尬影响了生活和学习。

及时清洗内裤和生殖器：精液里含有不少营养物质，很多细菌都很喜欢这种环境，于是会大量滋生，所以如果不及时清洗内裤和生殖器的话，生殖器就容易受到细菌感染，从而引发炎症。

容易导致遗精的三种情况：

被子太厚重：男生在睡眠过程中阴茎经常会出现不自主的勃起，如果盖的被子太厚太重，会加重对阴茎的刺激，从而导致遗精。

内裤过紧：和被子太厚容易引起遗精的情况一样，太紧的内裤也会加重对阴茎的刺激。

泡热水澡：经常泡热水澡会使"蛋蛋"处于一种高温环境中，而"蛋蛋"只喜欢凉爽的环境，高温对生理功能非常不利，也非常容易导致遗精。

 精液刚射出来的时候是液体，很快就会凝固成凝胶状半固体，1个小时后又会液化成液体。

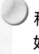 和人类一样，很多哺乳动物，比如猫、狗、牛、马、羊等也会有遗精的现象。

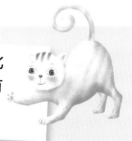

突然变成了公鸭嗓

突然有一天，你发现自己甜甜的小奶音没有了，从喉咙里居然发出了类似公鸭叫的粗粗的，还带点嘶哑的声音。别大惊小怪，这是经历变声了，是青春期一个很正常也很重要的标志。不过，你想不想知道为什么声音会发生这么明显的变化？

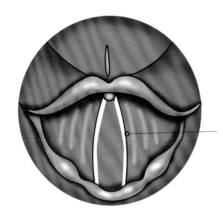

声带：负责振动发声。

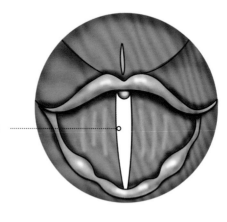

声带的振动仅仅发出了"嗡嗡"声，可是我们会说话，会唱歌，会发出各种不同的声音，这就需要鼻子、喉咙和口腔一起合作了。声音经过鼻子时，里面的鼻窦就像小型扩音器，不仅能增大音量，还能让声音更加饱满；声音经过口腔时，口唇、牙齿和舌头互相配合，可以使声音产生不同变化。

你知道吗？

声音是如何发出来的？

在我们的喉咙里有一个发声器，里面大概分成三个部分：甲状软骨、声带和杓状软骨。我们知道，空气是经由喉咙进入气管的，当我们呼吸时，声带呈张开的姿势，空气顺利通过，不发出一点声音。但是，当我们说话时，甲状软骨和杓状软骨就会拉扯声带，空气想经过就没那么容易了，于是经过狭窄的声带时就会引起振动，声音就这样发了出来。

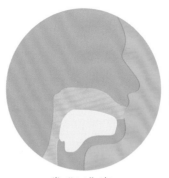

发"AA"声

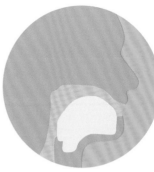

发"EE"声

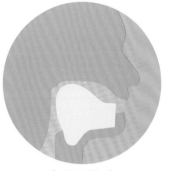

发"OO"声

随着年龄增长，声带会慢慢松弛，所以爷爷奶奶声音听上去会有一点点喘。

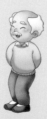

黑猩猩的声带和人类的声带有很大不同，所以它们只能发出简单的声音，不能产生各种变化。

变成公鸭嗓，激素来助攻

前面讲了声音是如何发出来的，我们知道了声音和每个人的发声器官有关，那么明明是同一个人，怎么进入青春期声音就像换了个人呢？这就要问问激素了！

进入青春期后，体内的激素开始为你们长个头、发育等而着急了，其中就包括雄性激素。男生体内的雄性激素分泌较多，主要由睾丸合成；女生体内的卵巢也会合成一点，但量比较小。在大量雄性激素的催促下，男生的声带发育得较快，变得又厚又长，与空气发生振动时速度会变慢，幅度也更大，这就导致发出的声音又低沉又厚重，公鸭嗓就此诞生。

你知道喉结的由来吗？

关于喉结，有一个有趣的小故事。

据说，亚当在伊甸园里偷吃苹果时，由于吃得太慌张，苹果核不小心卡在了喉咙里，就这样形成了喉结。所以，喉结的英文叫作 "Adam's apple"，意思就是"亚当的苹果"。

会一直公鸭嗓吗？

放心，不会！变声是青春期特有的现象，大多发生在10~16岁，持续的时间为1~2年，所以只要在变声期间注意保护好嗓子，等到发育定型后，一定会发出低沉好听的声音。

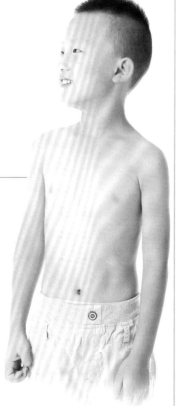

保护好嗓子，科学养声

喉咙又肿又痛，声音嘶哑，时不时地还能感觉到喉咙里有异物，这些问题相信青春期的你或多或少都经历过，这是声带在发育过程中带来的难以避免的伤痛。所以，你就不要再雪上加霜，额外增加声带的负担了，如何才能科学养声呢？

1. 说话温柔点

大吼大叫、过度用嗓会让声带不堪重负，小点声说话对声带有益。

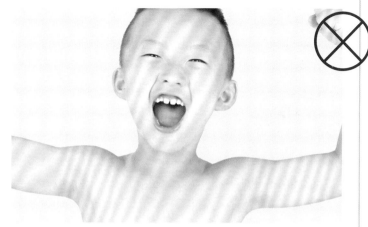

2. 少吃刺激性食物

冰的、辣的对声带又是不小的刺激，所以，管住嘴很有必要哦！

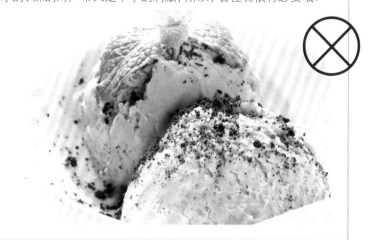

 祖先们常常要面临猛兽的袭击，浑厚的声音能产生一点威慑力，所以这种男性特征就被保留了下来。

 男生、女生都长有喉结，只不过男生的甲状软骨发育得更明显，所以喉结格外突出。

保护我们的身体

隐私部位不要随便让人碰

引导孩子了解自己的身体，除了让孩子更好地认识自己，更重要的是要让他们知道哪些器官是隐私的，是需要保护的，进而帮助孩子树立安全意识，在成长的过程中可以正确地保护自己。

我的身体我做主

大人们常常用拥抱、亲吻来表达对孩子的喜爱，可是，孩子会有自己的感受，会抗拒某些"亲密"的动作。如果遇到不喜欢的触碰，感觉不舒服了，一定要勇敢地说"不"。每个孩子都应该有这种意识，那就是"做自己身体的主人"。

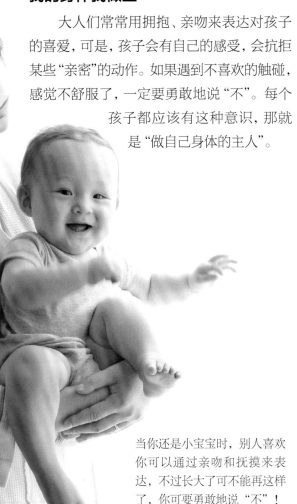

当你还是小宝宝时，别人喜欢你可以通过亲吻和抚摸来表达，不过长大了可不能再这样了，你可要勇敢地说"不"！

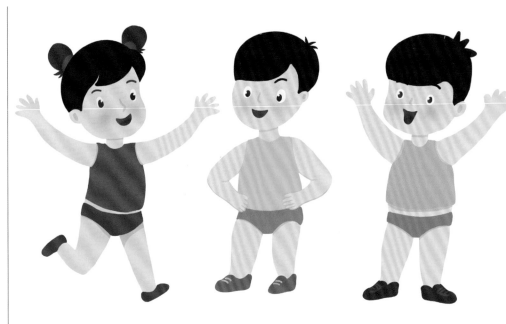

小裤衩和小背心覆盖的地方都是隐私部位

有些家长爱给孩子穿开裆裤，认为方便大小便；有些家长喜欢拿孩子的性器官开玩笑，甚至还会随意摸弄；有些家长在孩子已经表现出抗拒的情况下还坚持替孩子清洗性器官……这些都会破坏孩子对身体界限感的认知，认为自己的隐私部位是可以随便让别人看和触摸的，不仅会给孩子带来安全隐患，孩子也会因为没了界限感而对别人的身体产生过分的好奇。每个孩子都应该明白，小裤衩和小背心覆盖的地方都是隐私部位，任何人都不能随意触碰。

110：这是公安报警电话，在人身遭遇危险的情况下可以拨打"110"向警察叔叔、阿姨求助。

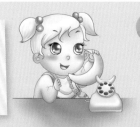

120：这是医疗救护电话，自己或家人、朋友等受伤了、生病了，可以拨打"120"寻求医生帮助。

大人不会向孩子求助

正常情况下，大人们是不会向一个孩子寻求帮助的，他们只会向能力相当或更高的大人求助。所以，如果当一个大人让你带路，他一定是别有用心，你要做的就是不搭理他，远离他。另外，还有一些陌生人会用好吃的、好玩的引诱你，你要做的就是坚决地拒绝！要记住，不跟陌生人走，不吃陌生人给的东西！

平时走路或玩耍时尽量不要落单，遇见陌生人一定要警惕和小心！

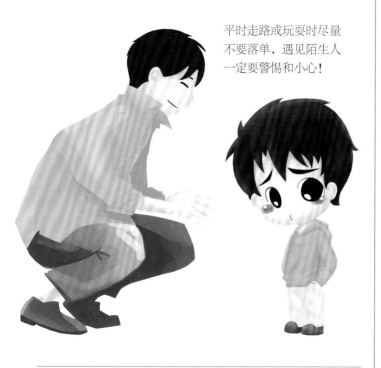

无论做什么先征得父母和老师的同意

有时候，危险不仅来自陌生人，熟悉的人也可能会不怀好意。所以，不管对方是否认识，一定要先告诉自己的爸爸妈妈或老师，在得到他们的同意后，你才能和对方走。如果对方不让你告诉自己的爸爸妈妈或老师，那肯定有问题，绝对不能跟他走！

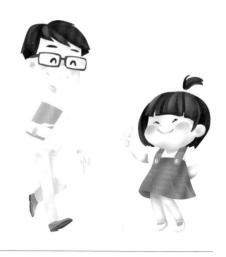

坏人的秘密不用保守

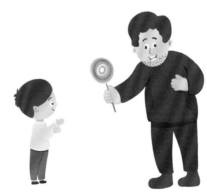

秘密分两种：需要保守的秘密，以及一定要说出来的秘密。比如说，如果有坏人对你或者对别人做了坏事，然后他恐吓你，威胁你替他保守秘密。当遇到这种让你感觉不安、害怕和痛苦的秘密时，不要纠结，一定要告诉爸爸妈妈！

不用总是有礼貌

讲礼貌是个好品格，但是如果你遭遇了欺负呢，也要和坏人讲礼貌，任人欺负吗？当然不是了，在任何时候、任何情况下，保护自身的安全最重要。

走散了不慌张乱跑

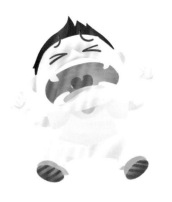

和爸爸妈妈去人多地方的时候，尽管爸爸妈妈小心再小心，你也难免会有走散的时候。这种情况下，你一定不能慌张乱跑，最好就待在原地，或者向警察叔叔求助。这个时候，能记得自己的名字、家在哪里，尤其是爸爸妈妈的电话号码就显得特别重要，因为警察叔叔会通过这些信息很容易地帮你联系到他们！

 119：这是火警电话，当遭遇火灾或者其他危险情况时，可以拨打"119"向消防员求助。

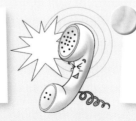 **122**：这是交通事故报警电话，当遇到交通事故时可以拨打"122"向交警求助。

附录

附录1：那些看上去"多余"的器官

人体就像一台极为精密的仪器，每个器官都有着不可替代的作用。然而，在进化的过程中，有一些器官退化了，没了它们，身体依旧能正常运行，可它们还是待在我们的身体里，这就是那些看上去有点"多余"的器官。

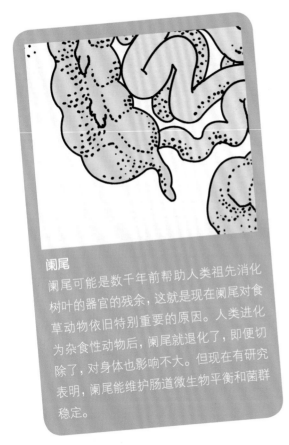

阑尾

阑尾可能是数千年前帮助人类祖先消化树叶的器官的残余，这就是现在阑尾对食草动物依旧特别重要的原因。人类进化为杂食性动物后，阑尾就退化了，即便切除了，对身体也影响不大。但现在有研究表明，阑尾能维护肠道微生物平衡和菌群稳定。

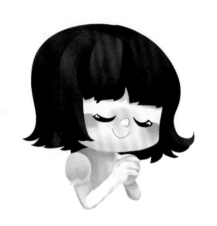

扁桃体

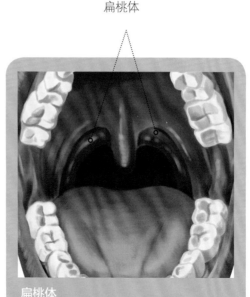

扁桃体

张开嘴，在小舌头的两边，你会发现有一对长得像扁桃的东西，那就是扁桃体。多年来，医学专家们一直在争论它的作用，有人认为它是退化产物，而且处在细菌出没频繁的咽喉，所以容易发炎，对健康不利；但也有人认为它是重要的免疫器官。

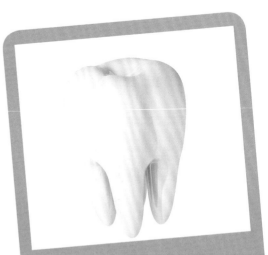

智齿

到了20岁左右，口腔里上下牙最末端的两颗牙就开始长出来，此时大家的心理、生理都比较成熟，所以这牙被叫作"智齿"。我们的祖先都长有智齿，那是为了撕咬难啃的骨肉，但进化到现在，食物越发精细，有无智齿似乎已无关紧要，大约会有25%的人群不再长智齿了。

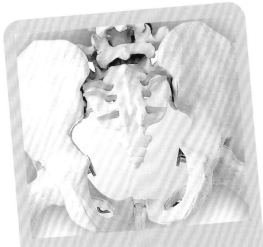

尾骨

人类的祖先是长有尾巴的，但自从学会直立行走后，长长的尾巴就显得很多余了，因此就慢慢退化了。实际上，人类的尾巴并没有彻底地消失，31~35 天的胎儿还长着尾巴，只不过出生后就神奇地消失了，它随着生长发育长成了一块被叫作尾骨的小骨头。

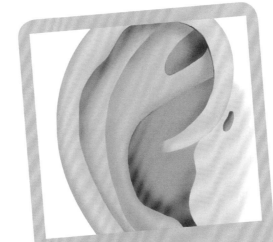

耳前窦

有一部分人，如果你仔细观察他的耳朵，你会发现他的耳朵上有一个小洞，这是耳前窦，1864 年，由科学家范·赫辛格首次记录下来。鉴于生命起源于海洋，所以有人猜想，这可能是鱼鳃进化残留物。

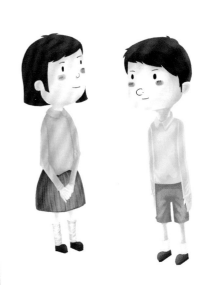

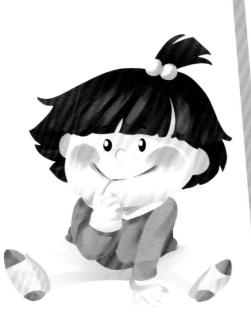

掌长肌肌腱

掌心向上，观察一下你的手腕，你会发现这里分布着好几条"筋"，它们对我们操控手指和手腕有着巨大的作用。有一条筋叫掌长肌肌腱，它对于喜欢挖洞和在树上跳来跳去的哺乳动物特别重要，但当人类转入地面生活后，这条筋就逐渐被别的肌肉替代了，发展到现在，有的人还保留着，有的人已经完全退化没了。

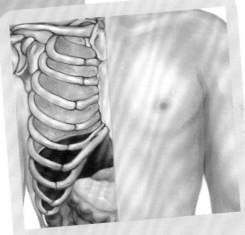

男性乳房

乳房可不仅仅是女生独有的，男生也有乳房，只不过他们的乳房不用承担喂养宝宝的功能，所以看上去可有可无。尽管看上去"没用"，但作为身体器官的一部分，我们还是得好好地对待它，与它和平共处。

附录 2：看看你的身体一天之中都经历了什么

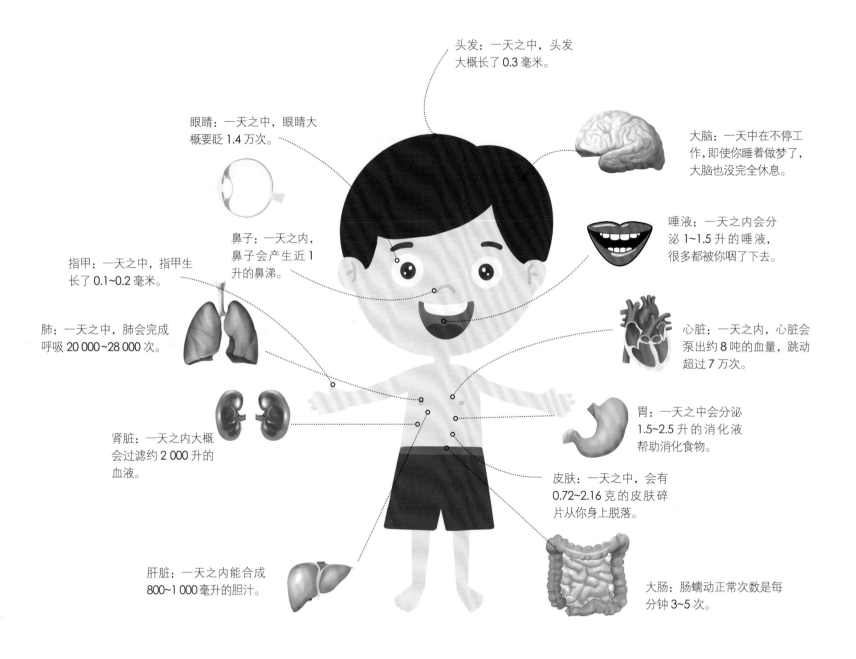

头发：一天之中，头发大概长了 0.3 毫米。

眼睛：一天之中，眼睛大概要眨 1.4 万次。

大脑：一天中在不停工作，即使你睡着做梦了，大脑也没完全休息。

鼻子：一天之内，鼻子会产生近 1 升的鼻涕。

唾液：一天之内会分泌 1~1.5 升的唾液，很多都被你咽了下去。

指甲：一天之中，指甲生长了 0.1~0.2 毫米。

肺：一天之中，肺会完成呼吸 20 000~28 000 次。

心脏：一天之内，心脏会泵出约 8 吨的血量，跳动超过 7 万次。

肾脏：一天之内大概会过滤约 2 000 升的血液。

胃：一天之中会分泌 1.5~2.5 升的消化液帮助消化食物。

皮肤：一天之中，会有 0.72~2.16 克的皮肤碎片从你身上脱落。

肝脏：一天之内能合成 800~1 000 毫升的胆汁。

大肠：肠蠕动正常次数是每分钟 3~5 次。